AF383728

LE

CHOLÉRA

ÉTIOLOGIE ET PROPHYLAXIE

PAR

A. PROUST

Professeur agrégé à la Faculté de médecine, Médecin de l'hôpital Lariboisière,
Inspecteur général-adjoint des services sanitaires,
Secrétaire de l'Académie de médecine,
Membre du Comité consultatif d'hygiène publique de France,
Vice-président de la Société de médecine publique, Président de la Société
d'anthropologie.

OUVRAGE ACCOMPAGNÉ D'UNE CARTE
REPRÉSENTANT LA MARCHE DES ÉPIDÉMIES
ET SUIVI
DE L'INSTRUCTION POPULAIRE
SUR LES PRÉCAUTIONS D'HYGIÈNE A PRENDRE EN CAS D'ÉPIDÉMIE.

PARIS

G. MASSON, ÉDITEUR
LIBRAIRE DE L'ACADÉMIE DE MÉDECINE
120, Boulevard Saint-Germain et rue de l'Éperon
EN FACE DE L'ÉCOLE DE MÉDECINE
1883

LE CHOLÉRA

Paris. — Soc. d'Imp. PAUL DUPONT, 41, rue J.-J.-Rousseau (Cl.) 204.9.83.

LE
CHOLÉRA

ÉTIOLOGIE ET PROPHYLAXIE

PAR

A. PROUST

Professeur agrégé à la Faculté de médecine, Médecin de l'hôpital Lariboisière,
Inspecteur général-adjoint des services sanitaires,
Secrétaire de l'Académie de médecine,
Membre du Comité consultatif d'hygiène publique de France,
Vice-président de la Société de médecine publique, Président de la Société
d'anthropologie.

———

OUVRAGE ACCOMPAGNÉ D'UNE CARTE
REPRÉSENTANT LA MARCHE DES ÉPIDÉMIES
ET SUIVI
DE L'INSTRUCTION POPULAIRE
SUR LES PRÉCAUTIONS D'HYGIÈNE A PRENDRE EN CAS D'ÉPIDÉMIE.

———

PARIS
G. MASSON, ÉDITEUR
LIBRAIRE DE L'ACADÉMIE DE MÉDECINE
120, Boulevard Saint-Germain et rue de l'Éperon
EN FACE DE L'ÉCOLE DE MÉDECINE
1883

PRÉFACE

Au moment où nous sommes menacés d'une quatrième épidémie de choléra asiatique en Europe, il m'a semblé utile de réunir les notions acquises sur l'étiologie et la prophylaxie de cette maladie. La note que vient de faire publier lord Granville pour essayer de disculper l'Angleterre, montre assez que la vulgarisation de ces notions est loin d'être superflue.

En répandant ces connaissances on donnera à l'opinion les moyens de se rendre compte de ce que l'on aurait dû faire pour empêcher le choléra de pénétrer en Égypte, et des mesures qui restent à prendre pour s'opposer à son importation en Europe.

Des deux routes que suit le choléra pour venir de l'Inde sur notre continent, la voie de terre et la voie de mer, la première semble, depuis quelque temps, ne devoir nous inspirer aucune inquiétude. C'était, comme je l'ai dit dans la séance de l'Académie du 10 octobre dernier, sur la route de mer que devait se concentrer notre surveillance constante.

Là était le véritable danger.

Nous étions arrivés, grâce à la prévoyance persistante de M. Fauvel, à placer dans la mer Rouge une véritable barrière contre la marche de l'épidémie, en interceptant toute communication directe entre les provenances suspectes ou contaminées venant de l'Inde et l'Égypte, et en empêchant le retour direct par mer de ces provenances à Suez.

Ces mesures avaient été, depuis l'épidémie de 1865, soumises à quatre épreuves pratiques qui, quatre fois (en 1872, en 1877, en 1881 et en 1882), avaient été couronnées de succès.

Mais, depuis l'occupation de l'Égypte par l'Angleterre, une doctrine funeste au point de vue de la défense des intérêts sanitaires de l'Europe avait pris droit de cité en Égypte. En vertu de cette doctrine, l'autorité britannique dans l'Inde délivrait patente nette à tout navire venant de Bombay, sous le prétexte que le choléra n'y était pas épidémique, puisque l'on n'y observait que quelques cas isolés. C'était là une erreur, et une erreur des plus graves ; et ce qui vient de se produire à Damiette en est la démonstration la plus évidente, démonstration qui avait été prévue et annoncée par M. Fauvel.

Le danger d'importation du choléra n'est pas uniquement proportionné, en effet, au nombre des attaques qu'on observe dans le port d'embarquement, mais bien à la condition des individus qui viennent s'embarquer.

Une autre circonstance malheureuse devait encore aider à l'importation du choléra en Égypte. Le conseil sanitaire international d'Alexandrie, auquel incombait la charge de faire appliquer les mesures sanitaires, ne devint plus qu'un simulacre entre les mains du gouvernement anglais. Lorsque des mesures étaient proposées dans le conseil, le représentant de l'Angleterre faisait lever la séance, et une fois même, on arriva à ce résultat singulier de voir trois ou quatre votants pour ou contre, tandis qu'il y avait dix ou douze abstentions. Je n'ai pas besoin de dire sous quelle pression ces abstentions s'étaient produites. Il en résulta que le conseil sanitaire international d'Alexandrie, arrivé à n'être que l'ombre de lui-même, finit par disparaître complètement et ne plus se réunir. Depuis le mois de mai, aucune précaution n'a plus été prise.

On peut donc déclarer que si nous subissons une quatrième épidémie de choléra en Europe, cette épidémie sera d'importation anglaise.

Il ne reste plus maintenant à l'Europe qu'à

prescrire des quarantaines rigoureuses, afin d'empêcher l'importation du choléra, et de mettre ainsi obstacle à une épidémie qui, comme les précédentes, pourrait se chiffrer par plus de trois à quatre cent mille décès.

Quant à nous, qui étions parvenus à établir sur la mer Rouge une barrière contre le choléra, nous devons tenir à honneur qu'il ne pénètre pas chez nous directement d'Égypte par les ports de la Méditerranée ou de l'Océan.

Puissent nos voisins faire une garde aussi vigilante !

LE CHOLÉRA

ÉTIOLOGIE ET PROPHYLAXIE

CHAPITRE PREMIER

Choléra asiatique. — Diarrhée cholérique. — Cholérine. — Le choléra nostras doit être distingué du choléra asiatique.

Le choléra (choléra asiatique), né dans les Indes Orientales, s'est étendu à presque tous les points du globe. Il est caractérisé principalement par des vomissements, un flux intestinal particulier, un facies spécial, la teinte cyanique des téguments, la diminution ou la suppression de la sécrétion urinaire, la perte plus ou moins complète de la voix, un trouble de l'innervation (crampes), de la calorification (algidité), de la circulation et de l'hématose.

Le poison cholérique affecte plus ou moins profondément l'économie et la maladie se présente sous plusieurs formes. La *diarrhée cholérique*, la *cholérine* et le *choléra proprement dit*, ne sont que des manifestations différentes de la même maladie. Ce ne sont que des degrés d'un même empoisonnement, la diarrhée cholérique en représentant la forme la plus atténuée et le choléra asphyxique en étant considéré comme l'expression la plus grave.

La diarrhée cholérique répond, dans quelques cas qu'on a beaucoup trop généralisés, à la *diarrhée prémonitoire;* elle a été aussi appelée choléra muqueux. La cholérine a reçu également le nom de choléra séreux. Quant au choléra asiatique proprement dit, nommé aussi choléra asphyxique ou paralytique, il représente le degré le plus intense de la maladie.

C'est toujours la même cause spécifique, et les propriétés toxiques des déjections sont les mêmes dans les trois cas. La diarrhée cholérique peut transmettre le choléra asphyxique, comme le choléra asphyxique peut engendrer la diarrhée cholérique ou la cholérine.

Entre le choléra *asiatique* et le choléra *nostras,* il y a une certaine analogie symptomatique, mais la similitude ne porte que sur l'expression clinique. La spécificité de la cause sépare ces deux affections; de même qu'entre une violente indigestion provoquée par un simple écart de régime, et les phénomènes déterminés par l'ingestion de certaines substances toxiques, il peut y avoir similitude apparente sans qu'il y ait identité de cause (1).

Le choléra *nostras* est connu de toute antiquité. Le choléra *asiatique* ne s'est montré aux portes de l'Europe qu'en 1823, et, s'il a reçu cette dénomination de choléra des premiers médecins européens qui l'ont observé dans l'Inde, cela tient à une apparence symptomatique commune. J'ai déjà dit que ces deux maladies étaient différentes par leurs causes. On les distinguera également par la filiation des accidents et par le mode de propagation des épidémies. Le choléra *nostras* est une maladie saisonnière et ne peut être importé.

Ces différences sont capitales et ne devront jamais être méconnues. Le choléra *nostras* demande des soins médicaux, mais il n'exige pas l'organisation d'un système sanitaire. Le choléra *asiatique* ressortit seul à l'hygiène internationale (2).

---

(1) Fauvel, *Le choléra, étiologie et prophylaxie*, p. 20.

(2) M. Besnier a fait parfaitement ressortir l'indépendance réciproque de ces deux ordres d'affections, d'après les faits observés à Paris en 1866, 1871 et 1873. (Contrib. à l'étude des épidémies cholériques 1866-1873, p. 6 et 7.)

CHAPITRE II

Les épidémies de choléra hors de l'Inde. — Leur
histoire. — Épidémies de 1830 et de 1846. — L'épidémie de 1865 inaugure la voie maritime.

Le choléra a fait trois apparitions en Europe : en 1830, en 1846 et en 1865. Chacune de
ces apparitions a été une épidémie redoutable.
Déjà en 1823, il y avait eu à Astrakan une
petite épidémie de choléra, importante pour
nous parce qu'elle a tracé la route que devaient
suivre les invasions qui lui ont succédé.

Partant de la Perse où il régnait (1822), le
choléra envahit le Ghilan et le Mazandéran (provinces septentrionales de la Perse qui forment
le littoral de la mer Caspienne). Après quelques
ravages, il s'assoupit pendant l'hiver de 1822-
1823, pour reparaître en avril 1823 à Recht.
De cette ville, suivant le littoral occidental de

la mer Caspienne, il franchit la frontière russe par la petite ville d'Astara, en juin. D'Astara il gagne Lenkoran, situé à quelques verstes d'Astara. Il arrive à Lenkoran le 29 juin. De Lenkoran il envahit Salian et rayonna dans le voisinage de cette ville. Le 11 septembre on l'observait à Bakou et le 22 à Astrakan, où il s'éteignit bientôt.

PREMIÈRE ÉPIDÉMIE. — L'épidémie de 1830 eut le même début. Le Ghilan et le Mazandéran furent envahis en 1829. La maladie s'assoupit encore pendant l'hiver, reparut au printemps dans le Ghilan et dans le petit port d'Enselli, situé à quelques heures de Recht. Comme en 1822, le choléra longe le bord occidental de la mer Caspienne et se montre vers le milieu de juin 1830 à Salian. Prenant alors deux directions différentes, d'un côté il se montre à Bakou, Kouba, Derbent, et envahit Astrakan; de l'autre, suivant toute la vallée de la Koura, il se dirige vers Tiflis, en passant par Élisabethpol et se répandant dans tout le Caucase.

C'est ainsi qu'il gagna successivement les régions voisines d'Astrakan et remonta le Volga. Le 4 août il était à Saratow, puis il s'étendit en Russie et gagna les autres États de l'Europe. Nous ne suivrons pas sa marche dans tous ses détails, nous rappellerons seulement certaines observations plus particulièrement intéressantes et qui sont surtout curieuses en raison de l'époque à laquelle elles ont été faites. Déjà ces cas démontrent la transmission.

Le choléra, après s'être montré à Kiew le 26 décembre 1830, s'y éteint pendant les plus grands froids. Il apparaît de nouveau, s'étendant à travers les provinces occidentales de la Russie jusqu'aux frontières de la Pologne, qu'il franchit avec l'armée russe dirigée contre Varsovie. Le 14 avril il éclate à Varsovie, où les Polonais avaient amené un grand nombre de prisonniers après la bataille d'Igani. La Moldavie, la Gallicie, furent bientôt envahies. C'est du littoral de la Baltique que part le choléra pour infecter l'Angleterre. Il se montre le 4 novembre 1831 dans le port de Sunderland. Le 27 janvier 1832 il éclate à Édimbourg, et le 10 février à Londres. De l'Angleterre il gagne l'Irlande, la France et la Hollande.

Graves remarque que Dublin, Cork et Belfast furent frappés près de quatre mois avant Waterford et Wexford. Or, un steamer fait deux fois par semaine un voyage entre Dublin et Cork et entre Dublin et Belfast, tandis qu'il n'y a pas de communication directe par les navires à vapeur entre Dublin et Waterford, pas plus qu'entre Dublin et Wexford. D'autre part, Waterford et Wexford n'ont avec l'Angleterre que des rapports très restreints.

Le 15 mars 1832, venant d'Angleterre, le choléra éclatait à Calais, et onze jours plus tard (26 mars) il faisait explosion à Paris, et l'on a vu l'épidémie rayonner en tous sens autour de ce nouveau centre de propagation. L'extension se fait d'abord circulairement dans les départements qui entourent celui de la Seine, puis le choléra se porte à la fois dans toutes les directions, s'arrêtant à l'est à l'Alsace, au centre à la Corrèze, n'envahissant que tardivement à l'ouest la Sarthe, la Mayenne, les Côtes-du-Nord, l'Ille-et-Vilaine, au nord enfin dépassant la frontière pour se jeter sur la Belgique. Cette première épidémie fit en France plus de 100,000 victimes.

DEUXIÈME ÉPIDÉMIE. — En 1846, après avoir gagné Salian par une marche identique aux précédentes, le choléra fut observé le 8 novembre dans la ville de Chemacka, à peu de distance de Salian.

On le voit à Bakou et à Derbent en décembre; oublié pendant l'hiver, il se montre en avril 1847 dans les districts de Derbent, de Kouba, et il se propage à Témir-Khan-Choury. De là, il fut transporté par des soldats malades envoyés aux eaux minérales de Kisliar. La maladie se dissémina parmi les Kalmouks dispersés dans les steppes jusqu'au Volga. Le 15 juillet le choléra éclate dans le lazaret de Birutchaya-Kossa, petite île située près d'Astrakan. Le 16 juillet il était à Astrakan. Il se dirigeait en même temps vers Tiflis. De Tiflis il gagna Koutais et fut bientôt importé à Trébizonde. Au nord de Tiflis, le choléra suivit la grande voie militaire qui traverse la chaîne du Caucase à une hauteur de 7,000 pieds, et à la fin de juillet il existait à Stavropol sur l'autre versant (1).

D'un côté, il franchit la mer Noire et envahit ses ports ; de l'autre, il traverse la Russie, l'Allemagne, la France, l'Italie, etc. Nous ne suivrons pas le choléra à travers l'Europe. La marche de ces épidémies est aujourd'hui trop connue, et nous renvoyons aux auteurs qui se sont occupés de cette question (2).

Ce qui ressort pour nous de l'étude de ces épidémies, c'est cette progression par étapes successives et toujours répétée, cette marche toujours identique du choléra, trait commun des épidémies qui ont suivi la route de terre. Il y a là un fait des plus importants pour

---

(1) Il est à remarquer qu'avant d'arriver à Tiflis le choléra rentra en Perse par la grande voie de communication qui, de Bakou passe par Erivan, Natchichevan, Djoulfa, Ordoubaz, et se continue vers Tauris.

(2) BRIQUET, Rapport sur les épidémies de choléra-morbus qui ont régné de 1817 à 1850 (*Mémoires de l'Académie de médecine*, 1867-68, t. XXVIII, p. 56).

l'hygiène internationale, et qui montre dans quels points doivent être établis les postes sanitaires destinés à nous protéger à l'avenir (1).

Troisième épidémie. — La grande épidémie de 1865 vient inaugurer la voie maritime ; elle montre que le danger n'est pas localisé sur la mer Caspienne, mais qu'il réside aussi sur le littoral de la mer Rouge. Là ne se borne pas le rôle important de l'invasion en 1865. Elle a bouleversé les doctrines jusque-là en vigueur en apportant, au point de vue de la transmission, un ordre d'idées nouveau. La panique qu'elle produisit en Europe provoqua la réunion de la Conférence de Constantinople. Il est intéressant de suivre dans toutes ses phases cette épidémie dont l'influence a été si considérable (2).

C'est à la Mecque que l'épidémie a eu son point de départ. Elle avait été importée dans le Hedjaz par des navires provenant des Indes et chargés de pèlerins (3). Vers la fin d'avril, le cho-

---

(1) Cette seconde épidémie qui persista jusqu'en 1855, et à laquelle on doit rattacher l'irruption de 1852 à 1855, coûta à la France plus de 250,000 décès.

(2) *Rapport* sur la marche et la propagation du choléra en 1865, par Bartoletti.

(3) On ignore si le choléra a été importé directement de l'Inde ou indirectement par Mokhalla. Un certain nombre de navires, en effet, qui se rendent au Hedjaz chargés de pèlerins javanais et

léra sévissait à la Mecque et à Médine. La mortalité, déjà si considérable, s'est accrue à l'Arafat pendant les trois jours de fêtes. Les médecins envoyés d'Égypte trouvèrent des cadavres dans les rues et dans les mosquées. Plus d'un tiers des pèlerins, c'est-à-dire trente mille, succombèrent au choléra. La marche de la maladie montre que partout elle a accompagné les pèlerins.

L'Égypte fut, en raison de sa proximité avec la Mecque, le premier pays attaqué. Du 19 mai au 10 juin, c'est-à-dire en vingt-trois jours, dix bateaux à vapeur ont débarqué à Suez de 12,000 à 15,000 pèlerins. Sur de fausses déclarations des capitaines, la libre pratique fut accordée aux bateaux à Suez. Or, le *Sidney*, vapeur anglais, avait perdu plusieurs cholériques pendant la traversée. Le premier bateau, débarqué le 19 mai à Suez, avait jeté des morts à la mer. Le 21, quelques cas de choléra se déclarèrent à Suez. Dans le nombre était le capitaine du bateau et sa femme. Les 12,000 ou 15,000 pèlerins que nous avons vus passer la mer Rouge pour aller à Suez traversèrent

indiens, font escale à Mokhalla pour se ravitailler. Or, il résulte du rapport du délégué d'Autriche que deux de ces navires, le *Persia* et le *Northwind*, auraient apporté le choléra a Mokhalla ; d'autres navires, ayant relâché ensuite dans ce port de l'Hadramouth, auraient été infectés et auraient disséminé les germes de la maladie sur les côtes de l'Yémen et du Hedjaz. Quoi qu'il en soit, le choléra provenait de l'Inde, et il n'existait pas à la Mecque avant 'arrivée des pèlerins.

l'Égypte en chemin de fer et allèrent camper près du canal Mahmoudié à Alexandrie.

Fêtés selon l'usage par les Arabes du voisinage, les Hadjis leur communiquèrent la maladie. Le 2 juin éclate un premier cas à Alexandrie, le 5 deux autres cas se déclarèrent, et du 5 au 11 il y en eut un plus grand nombre; le 11 seulement l'intendance fut convaincue de la présence du choléra. Jusqu'ici on avait cru à la fièvre pernicieuse. En deux mois, le choléra fit 4,000 victimes à Alexandrie, et en Égypte, en moins de trois mois, il donna la mort à plus de 60,000 habitants.

La population étrangère surtout, terrifiée, émigra en masse et alla porter à la fois dans le monde entier les germes de la maladie. Comme cette année, elle s'enfuit par toutes les voies qui s'ouvrent devant elle. Européens, Levantins, au nombre de 30,000 à 35,000 se dirigent vers tous les ports de la Méditerranée. Le choléra va se développer à Constantinople, à Smyrne, à Beyrouth, en Mésopotamie, sur la mer Noire, à Kustendjé, à Odessa, porté jusqu'à New-York et à la Guadeloupe par les bateaux à vapeur, et apparaissant dans le port au moment même où le navire y a débarqué. C'est cette marche que nous allons décrire.

Ainsi donc, venu de l'Inde, son foyer d'origine ou 1er foyer, le choléra arrive à la Mecque

(2ᵉ foyer), puis gagne Alexandrie qui va devenir un nouveau centre d'émission (3ᵉ foyer). Toutes les villes, tous les ports qui, comme Beyrouth, Marseille, Constantinople, reçoivent des arrivages d'Alexandrie, deviendront de nouveaux centres, pouvant être considérés comme des foyers de 4ᵉ ordre, et qui, à leur tour, seront le point de départ de nouvelles émissions. Ainsi, des navires partis de Constantinople iront infecter Odessa, Kustendjé, etc. ; une malade quittera Marseille, apportera en quelques heures le choléra à Paris. Nous allons entrer dans quelques détails :

La frégate ottomane *Moukhiri-Sourour*, partie d'Alexandrie le 21 juin, arrivée à Constantinople le 28, a été la cause de l'épidémie redoutable qui, en peu de temps, provoqua la mort de 12,000 à 15,000 personnes.

De Constantinople, foyer quaternaire, la maladie fut transportée par bateau à Kustendjé, Soulina, Odessa, Trébizonde, Samsoun. De Kustendjé, remontant le Danube, le choléra se montre à Viddin, et des bords du Danube il s'avance dans l'intérieur et se manifeste dans plusieurs localités de la Bulgarie.

C'est encore de Constantinople que le choléra vint à Odessa. C'est d'Odessa que partit la femme d'un artisan allemand pour se rendre au centre de l'Allemagne, à Altenbourg. Ce fait a été rapporté par Pettenkofer. C'est encore d'Odessa, en passant par Borki, Kiew, que le choléra fut transporté jusqu'à Kownow, Wilna, Mohilew et Saint-Pétersbourg.

Les quelques cas qu'on observa à Trébizonde furent

également le résultat d'une importation de Constantinople. Le choléra se montre le 25 juillet à Trébizonde
et le 22 août à Erzeroum.

Le 12 août il se manifeste dans l'hôpital de Poti, et
le 19 à Koutaïs.

Le choléra a persisté sur les bords du Rion (ancien
Phase) et a décimé les militaires qui travaillaient à la
construction du chemin de fer. Cette ténacité de l'épidémie dans ces contrées s'explique par les conditions
telluriques : terrain d'alluvion, sol humide et poreux.
Ces caractères m'ont surtout frappé lorsque j'ai suivi la
route de Koutaïs à Poti. Poti m'a paru offrir, à cet égard,
des conditions vraiment exceptionnelles. De Koutaïs, le
choléra se répandit dans les pays voisins, à Tiflis, Élisabethpol, Etchmiadjine, Natchichevan, Erivan, Sou-
khoum.

Nous ne le suivrons pas plus loin dans sa marche ;
nous reviendrons à Alexandrie, où nous allons assister
à de nouvelles émissions.

Le 23 juin, le bateau à vapeur *l'Archiduchesse-
Charlotte*, venant d'Alexandrie, importe le choléra à
Smyrne (Smyrne était parfaitement indemne).

C'est encore Alexandrie qui a engendré l'épidémie de
Beyrouth, épidémie d'où part le premier courant qui va
porter le choléra en Mésopotamie. La Mésopotamie se
trouve, en effet, infectée par deux courants : l'un qui,
partant de Beyrouth, descend le Tigre et l'Euphrate ;
l'autre qui remonte ces fleuves avec les pèlerins revenant
de la Mecque. Ces deux courants vont se réunir et se
confondre, et donner lieu à l'épidémie cholérique de la
Mésopotamie. La marche de cette épidémie, ayant été
suivie avec beaucoup de soin, offre à nos yeux un très
grand intérêt.

D'Alexandrie partirent encore de nouvelles émissions, à l'île de Chypre et à Ancône.

Enfin ce fut encore d'Alexandrie que partit, le 1er juin, le navire qui apporta à Marseille le choléra. C'était le *Stella*, emmenant 67 pèlerins de la Mecque.

Huit jours après son départ, le 9 juin, il jeta à la mer 2 morts de choléra. Le 11 juin, il débarquait les 65 restants à Marseille, parmi lesquels le nommé Ben-Kaddour, qui succomba en touchant terre. Il résulte de renseignements communiqués par M. Fauvel que le nombre des navires arrivés à Marseille du 15 juin au 10 décembre, en patente brute de choléra, a été de 390, dont 143 à vapeur et 247 à voile. Ils étaient montés par 16,041 personnes. Parmi les bateaux à vapeur, 12 sont arrivés à Marseille avec le choléra. Le *Stella* eut 2 décès ; le *Saïd*, 2 ; le *Tarifa*, 1 ; le *Vincent*, 1 ; le *Copernic*, 2 ; le *Cella*, 1 ; l'*Asie*, 2 ; le *Saïd*, 2 ; le *Marie-Louise*, 3 ; le *Brésil*, 1 ; l'*Oronte*, 1 ; le *Byzantin*, 1. En outre il a été admis et traité au lazaret 6 cholériques, 2 malades affectés de cholérine, 8 de diarrhée et de dysentérie.

Après Marseille, l'épidémie s'est déclarée à Toulon, Arles, Aix, où elle a fait de grands ravages. Elle est ensuite arrivée à Paris, qui recevait tous les jours par le chemin de fer des flots de voyageurs venant du Midi.

C'est d'Alexandrie, en passant par Marseille, qu'un négociant français paraît avoir importé le choléra à Valence, le 8 juillet 1865. De Valence, la maladie s'est propagée dans les villes et villages des environs. Dans toute l'Espagne et en Portugal l'épidémie sévit d'une façon redoutable. Elle fut apportée par mer à Barcelone, le 22 juillet ; à Carthagène, à Murcie, le 20 septembre ; à Séville, le 6 septembre ; de Séville elle gagna Elvaz le

1er octobre et parvint ainsi à Lisbonne. Plus au nord, elle gagna Madrid, le 15 août, venant de Valence.

L'importation du choléra en Amérique est surtout intéressante en raison de la distance énorme à laquelle le choléra a été transmis. Une première importation à New-York ne donna lieu à aucune épidémie, grâce à la sagesse des mesures qui furent prescrites.

Voici la relation de ce fait :

L'*Atlanta*, navire anglais, partit de Londres le 10 octobre avec un chargement de marchandises et 40 passagers. L'état sanitaire de Londres était alors excellent. Arrivé le 11 au Havre, où il resta seulement un jour, il embarqua 564 nouveaux passagers, la plupart Suisses, ayant tous passé par Paris, où, sauf quelques exceptions, ils avaient séjourné un certain temps. Le choléra sévissait à Paris avec intensité. Deux familles allemandes étaient restées à Paris à l'hôtel de la *Ville de New-York*, et cinq jours aux hôtels du *Weissen Lamm* et *Hultgarder Hof.* Des émigrants arrivés quelques jours avant dans ces derniers hôtels étaient tombés subitement malades. Revenons au navire.

Il était parti le 12, et dès le lendemain il y eut à bord un décès de choléra, sur un petit enfant de la famille venant du *Weissen Lamm*. Cinq autres décès suivirent, les 14, 16, 18, 19 et 22, dans la famille qui avait habité l'hôtel *Hultgarder Hof.*

A l'arrivée de l'*Atlanta*, le chirurgien déclara 60 cas de choléra et 15 décès survenus pendant la traversée. Deux décès eurent lieu dans le port, et des 42 malades envoyés à l'hôpital de la marine, du 6 au 19 novembre, 6 succombèrent, ce qui fait un total de 102 cas et 23 décès. L'*Atlanta* fut immédiatement envoyé et isolé dans

la baie basse, aucun lazaret n'existaut à New-York. Dès
que l'hôpital fut disposé, et qu'il y eut eu dix jours de
quarantaine après le premier cas, tous les malades y
furent transportés, et, grâce à ces mesures, New-York
fut préservé.

Il y a eu encore d'autres importations en 1866 par le
bateau à vapeur *Virginia* et l'*England.*

L'épidémie de 1865, qui se montra encore à la Guadeloupe, à la Pointe-à-Pitre, a produit dans toute l'Europe des explosions qui ont été longtemps à s'éteindre.

Je me suis attaché, dans l'étude de l'épidémie de 1865, comme dans les relations précédentes, à montrer surtout l'épidémie à son début et à établir nettement la filiation des premiers cas. C'est là seulement que la marche de
la maladie peut être un enseignement utile.
C'est ainsi que nous avons suivi, pas à pas, le
choléra quittant Recht, longeant le bord occidental de la mer Caspienne pour arriver à Astrakan;
de même nous l'avons vu partir d'Alexandrie et
aller infecter successivement les ports où abor-
daient les navires.

Mais, lorsque l'épidémie est parvenue au
centre de l'Europe, l'enchaînement des faits
devient plus complexe, et l'étude ne conduit
souvent qu'à la confusion et à l'erreur. C'est
ainsi que s'expliquent les fausses doctrines ré-
pandues sur la transmission à la suite de l'épidémie de 1832,

La marche si évidente de l'épidémie de 1865 a réformé ces erreurs.

Ainsi donc, nous n'avons eu en Europe que trois véritables épidémies cholériques : les épidémies de 1830 et de 1846, qui ont suivi la route de terre, et l'épidémie de 1865, qui a inauguré la voie maritime.

Quant à ce qui a été désigné sous le nom d'épidémie de 1852, il n'y avait pas là une épidémie nouvelle, mais seulement le réveil de foyers de l'épidémie de 1846.

L'épidémie de 1852-1855 ne peut pas, en effet, être rattachée à une importation de l'Inde. D'après Eisenmann, elle apparut d'abord en Silésie, à la fin de l'année 1851, se développa en 1852 en Pologne et en Russie, gagna en 1853 le Danemarck, la Suède, la Norvège, les rivages de la Baltique et de la mer du Nord, le littoral de l'Angleterre. En France, l'épidémie, qui avait éclaté en octobre 1853 dans les départements du Nord, avait gagné Paris en novembre.

J'arrête ici l'histoire des épidémies hors de l'Inde. Je ne les ai décrites qu'à leur début parce que, comme je l'ai dit, leur origine et leur début peuvent seuls nous aider à formuler les lois qui régissent ces terribles invasions. Les suivre dans chacune de leurs phases serait, d'ailleurs, une tâche trop considérable et dont l'étendue dépasserait les limites de cet ouvrage.

Il est intéressant toutefois de rechercher si l'épidémie qui a sévi en Europe pendant ces dernières années, et qui semble avoir eu son point de départ à Kiew, en 1869, est le fait d'une nouvelle importation venant de Perse, ou bien le résultat d'une *revivification* de la maladie en Russie, où elle n'était pas entièrement éteinte depuis 1865 (1).

Dans le premier cas, la nouvelle manifestation épidémique rentrait dans la règle et excluait toute idée d'acclimatement et de développement spontané du choléra asiatique en Russie. Dans le second cas, au contraire, on pouvait craindre que définitivement le choléra ne fût acclimaté en Russie et n'y trouvât des conditions favorables à son développement spontané, sans importation nouvelle. M. Lenz, délégué de Russie, a fait à ce sujet à la Conférence de Vienne une communication.

Selon M. Lenz, l'épidémie de 1865 n'était pas entièrement éteinte en 1867 dans toute la Russie, ni dans la Pologne. Elle y était toutefois très atténuée.

L'année suivante, 1868, une petite épidémie cholé-

(1) La dernière épidémie que nous avons observée à Paris date de 1873. Les premiers cas furent signalés dans divers arrondissements. Le nombre des atteintes a été très peu considérable ; mais la mortalité a été au moins égale à celle de la plus meurtrière des épidémies précédentes, et a dépassé 50 p. 100 malades. (Voy. Besnier, Rapport sur les maladies régnantes pendant le quatrième trimestre de 1873, in *Bull. de la Soc. méd. des hôpit.* 2ᵉ série, tome XI.)

rique eut lieu dans deux villages du gouvernement de
Kiew ; et c'est dans ce même gouvernement qu'au mois
de mai 1869 débuta l'épidémie qui devait prendre tant
d'extension et envahir une grande partie de l'Europe.

M. Lenz, s'appuyant sur les recherches d'un médecin
russe, le docteur Arkangelsky, est d'avis que, de même
que l'épidémie cholérique de 1852 ne fut qu'une recrudescence de celle qui régnait depuis 1846, celle de 1869
ne fut qu'une reprise de l'épidémie importée en 1865,
sans qu'on soit autorisé à y voir les suites d'une importation nouvelle. M. Lenz n'en conclut pas qu'il faille y
trouver la démonstration du développement spontané
d'une épidémie cholérique en Russie. Il y voit seulement
que les germes cholériques peuvent persister, pendant
un temps assez long, en Russie et ailleurs en Europe,
sous l'influence de conditions favorables, et s'y ranimer
pour donner lieu à une nouvelle manifestation épidémique.

Cette interprétation donnée aux faits est as-
surément très rationnelle ; elle permet d'espérer que le choléra ne deviendra pas endémique
en Russie. Toutefois, cette ténacité du choléra
dans ce pays et les recrudescences épidémiques
qu'on y observe ne sont pas de nature à éloi-
gner la crainte d'un acclimatement définitif.
(Fauvel.)

D'un autre côté, l'interprétation donnée à la
dernière épidémie par les médecins russes n'est
pas acceptée par tout le monde. Des renseignements parvenus à Constantinople tendraient à
établir que l'épidémie russe de 1869 est de provenance persane, et qu'elle a été importée en

Russie par les marchands qui s'étaient rendus à la foire de Nidjni-Nowgorod. Cette thèse devait être soutenue à la Conférence de Vienne par les délégués de la Turquie. Mais ils arrivèrent trop tard. La question avait été tranchée dès la seconde séance.

Je ferai remarquer toutefois que, me trouvant à Nidjni-Nowgorod, le 22 août 1869, il n'y était pas question de choléra. J'ai descendu le Volga, traversé la mer Caspienne, débarqué à Bakou d'abord, puis à Enselli, et ce n'est qu'à Kasbine, le 14 septembre, que j'ai vu le choléra.

Enfin le choléra, qui avait déjà existé à la Mecque en 1872, y apparut encore en 1877 (23 décembre), à la fin du pèlerinage, et a accompagné les caravanes en y faisant en quelques jours un nombre assez grand de victimes. Grâce aux mesures prescrites, l'Égypte a été préservée (1).

Il en fut encore de même en 1881 et en 1882. Ces épidémies à la Mecque sont surtout importantes au point de vue des mesures qui ont été prises et appliquées avec succès.

Grâce à ces précautions dont il sera question plus loin, l'épidémie fut arrêtée; aucun cas de choléra ne fut constaté dans les ports où les

----

(1) Fauvel, Note sur l'épidémie de choléra observée parmi les pèlerins à leur retour de la Mecque, 1878.

Proust, Rapport au Comité d'hygiène sur le pèlerinage de la Mecque de 1877.

pèlerins abordèrent et l'Europe fut préservée.

L'Europe a donc intérêt à maintenir le système défensif installé dans la mer Rouge.

Ces mesures ont surtout pour but d'empêcher le retour direct par mer des pèlerins à Suez; quant aux caravanes, elles ne sont pas dangereuses; elles ont à traverser des déserts étendus, et l'expérience a appris que, dans ces circonstances, au bout de quelques jours, la caravane devient indemne de choléra.

CHAPITRE III

Le choléra asiatique s'est-il montré dans l'Inde avant 1817? — Quels sont les points de l'Inde dans lesquels le choléra est endémique ? — De l'influence des pèlerinages sur le renforcement, la propagation et la dissémination de la maladie. — Le choléra est-il endémique en Perse, sur les bords de la mer Caspienne, dans l'Indo-Chine, dans le Hedjaz et à la Mecque ? — L'Inde est le seul berceau du choléra.

I. — Le choléra qui, parti des bords du Gange en 1817, s'est étendu dans toute l'Europe, apparaissait-il pour la première fois dans l'Inde, ou était-il, avant cette époque, endémique dans ce pays?

Les opinions qui ont été émises à cet égard peuvent être rangées sous trois chefs.

M. Tholozan, qui défend la première (1), pré-

(1) *Commentary of the Ind. System of Medic.*
Gaskain, *Brit. and for. Medic. Chir. Review*, 1817.
Tholozan, Du choléra dans l'Inde depuis le seizième siècle jusqu'à la fin du dix-huitième. (*Gaz. médic.*, 1868.)

tend que le choléra a de tout temps existé dans l'Inde et qu'on en retrouve les traces dans l'antiquité la plus reculée. D'après d'autres médecins (1), le choléra qui s'est montré jusqu'en 1817 différait complètement de la maladie asiatique que nous observons aujourd'hui. « Toujours, dit Daremberg, le choléra qui a été observé dans l'Inde avant 1817 était du choléra nostras. » La Conférence de Constantinople n'a adopté ni l'une ni l'autre de ces deux opinions. Son rapporteur, M. Fauvel, sans rejeter absolument la présence possible du choléra asiatique avant 1817, remarque avec raison que la maladie, affectant à cette époque des allures toutes différentes, a été prise par le docteur Tytler pour une affection nouvelle, et qu'à partir de ce moment elle a revêtu un caractère très important pour nous, le caractère *envahissant*.

Les éléments nous manquent pour approfondir la question.

Ce pays, où la médecine était en si grand honneur que les Hindous disaient : « L'une des quatorze choses précieuses que les dieux ont produites en agitant l'Océan est un médecin instruit, » nous offre pourtant une grande pénurie de documents scientifiques. Les savants hindous confondent indistinctement les mala-

---

(1) Tytler, *On morbus Oryseus*, etc. Calcutta, 1820.

Kiehl, *Ursprung und die Verhutung der Seuchen*. Origine et prophylaxie des épidémies éclaircies par l'histoire du choléra, 1865.

dies épidémiques ou contagieuses qui dévastent leurs contrées sous la vague dénomination de peste. Et là, où le secours de l'histoire nous deviendrait le plus utile, nous rencontrons les lacunes laissées par la conquête musulmane, alors que le génie hindou, après avoir atteint son plus haut degré de puissance, commence la longue période de son déclin.

Nous chercherons dans les récits des voyageurs, dans les chroniques, les relations médicales, quelques lumières sur la question de l'antiquité du choléra dans l'Inde (1).

Les récits de Marco Polo, qui visita l'Indo-Chine et les îles de la Sonde vers la fin du treizième siècle, ne font aucune mention de l'existence du choléra dans ce pays. Nicolo Conti, qui voyagea en Orient dans la première partie du quinzième siècle, garde le même silence à cet égard. Poggio Bracciolini, qui raconte le voyage de Conti, affirme qu'on ne voit dans l'Inde aucune de ces épidémies qui dévastent si souvent l'Europe, et cependant Conti avait traversé l'Inde et il avait accompagné les armées dans différentes expéditions.

Mendès Pinto, autre voyageur du seizième siècle, fut plusieurs fois pris et vendu comme esclave. A son retour en Portugal, en 1558, il fit la relation de ses excursions. Il s'étend sur les maladies qu'on observe dans

(1) Susruta, Ed. Hessler, livre III, p. 110.
Thévenot, Relation de l'Indostan. Paris, 1684.
Dellon, Relation d'un voyage aux Indes Orientales. Paris, 1685.
Sonnerat, Voyages aux Indes Orientales et à la Chine. Paris, 1782, p. 114.

l'Inde, mais sans faire aucune allusion à la présence du choléra. Il raconte qu'au siège de Prom par le roi de Burmah, une épidémie terrible se déclara sur l'armée, enleva 80,000 hommes, parmi lesquels se trouvaient 500 Portugais ; mais rien dans sa description ne peut faire supposer une épidémie de choléra.

C'est parmi les chroniqueurs que nous trouvons la première mention de choléra dans l'Inde. En effet, Gaspard Correa, chroniqueur portugais, dont le récit a pour nous un très grand intérêt, donne deux relations d'épidémies cholériques. La première est tirée de *Lendas da India* (1) (Académie de Lisbonne).

Dans ces premières descriptions du choléra, la maladie est toujours appelée *uma d'or* (une douleur ou une angoisse).

Quarante ans plus tard, en 1543, Correa relate une autre épidémie qui se montra à Goa. M. Gaskain, qui a commenté Correa, fait remarquer que le chroniqueur portugais, dans le titre du chapitre xxiv que nous citons ici, désigne le choléra sous le nom d'une maladie nouvelle : « De la grande mortalité de Goa, par suite d'une *nouvelle épidémie,* appelée moryxy, et de la difficulté qui s'ensuivit pour les funérailles d'un si grand nombre de personnes. »

M. Tholozan prétend que, si Correa a parlé d'une maladie nouvelle, c'est que les Portugais, nouvellement arrivés, n'avaient probablement pas été témoins encore d'une épidémie aussi intense que celle de 1543.

Pour nous, il n'est pas douteux que la relation de

(1) C'était au printemps de l'année 1503, l'armée de Zamorin ne perdit pas moins de 20,000 hommes, indépendamment des blessés. En outre il y avait une affection foudroyante qui frappait de douleurs dans le ventre et enlevait les hommes en moins de huit heures.

Correa ne soit la première mention d'une épidémie cholérique. Nous ne discutons pas, d'ailleurs, l'argument de M. Tholozan. L'intérêt pour nous consiste seulement à savoir si Correa relate une épidémie de choléra *asiatique* ou une épidémie de choléra nostras, et c'est là le point qui reste si difficile à déterminer.

Nous avons de cette épidémie de Goa une autre relation réellement scientifique d'un médecin portugais, Garcia d'Orta. Son ouvrage parut à Goa en 1563, sous ce titre : *Les simples, les drogues et les médecins de l'Inde*. Cet ouvrage a la forme d'un dialogue ressemblant beaucoup à celui que J. de Bethencourt imagine entre le gaïac et le mercure dans son *Nouveau carême de pénitence et purgatoire d'expiation à l'usage des malades affectés du mal français*. On y retrouve la même forme originale. Le dialogue entre l'arbuste *costo* et la *collerica passio* est reproduit dans la *Revue medico-chirurgicale britannique et étrangère*.

Bontius (1), médecin de la compagnie hollandaise des Indes orientales, observa également une épidémie à Batavia en 1629. Sa description est très inférieure à celle de Garcia d'Orta (2).

Nous arrivons à une époque mieux connue de nous. Dans les dernières années du dix-huitième siècle, de 1781 à 1791, on observa dans l'Inde un certain nombre d'épidémies cholériques. Je citerai entre autres la grande explosion qui eut lieu au mois d'avril 1783 à Hurdwar. Cette ville est un lieu de pèlerinage fameux pour les Hindous. A peu près en même temps on aurait observé une épidémie du même genre à Travancore, ville très éloignée d'Hurdwar. Hurdwar, en effet, est

---

(1) J. Bontii, *In Indiis archiatri de medic. Indorum*, livre IV.
(2) Le gouverneur général des Indes succomba au choléra, que Bontius avait pris pour une affection des voies respiratoires.

situé au nord de l'Hindoustan, tandis que Travancore est au sud de la péninsule.

La Conférence de Constantinople paraît considérer ces deux épidémies comme absolument différentes, tandis que, pour M. Tholozan, ce seraient là simplement deux étapes d'une même épidémie. Pour lui cette grande épidémie de 1781, de 1782 et de 1783, a débuté près de Cand-jam, dans la partie nord du territoire connu sous le nom des Cinq-Circars; de là elle se serait étendue au sud de la péninsule d'une part, et de l'autre elle aurait gagné le nord de l'Inde en passant par Calcutta. Ses ravages ne se seraient arrêtés qu'à Hurdwar, dans le point où le Gange sort des montagnes pour se rendre dans la plaine, à 160 kilomètres au nord-est de Delhi, à 1,024 pieds au-dessus du niveau de la mer.

Nous sommes loin, dit M. Tholozan, de connaître exactement l'histoire de ce fléau. Toutefois, ces traits suffisent pour montrer que, dans la deuxième moitié du dix-huitième siècle, il y a eu dans l'Inde une grande manifestation cholérique qui, débutant à 315 milles environ au sud-ouest de Calcutta, et tout à fait en dehors du delta du Gange, a parcouru, en deux années, la péninsule et l'Inde centrale, marchant dans les premières localités du nord au sud, et dans les secondes du sud au nord.

On voit que, dans cette circonstance, M. Tholozan s'appuie sur le caractère envahissant du choléra pour démontrer l'antiquité de cette maladie dans l'Inde, et cependant il refuse à ce caractère envahissant toute valeur au point de vue de la distinction des deux choléras (choléra *nostras* et choléra *asiatique*), disant que ce n'est point un signe clinique.

Sans doute, toutes les raisons invoquées par M. Tholozan pour démontrer l'antiquité du choléra asiatique dans l'Inde ne sont pas absolument probantes. Les voyageurs que nous avons cités ne parlent pas du choléra. L'épidémie de Goa a été arrêtée sur place. L'épidémie d'Hurdwar, quoiqu'elle n'ait pas été la seule observée à ce moment, n'a pas été suivie de beaucoup d'autres épidémies, et, depuis la fin du siècle dernier jusqu'en 1817, il ne fut plus question de choléra épidémique dans l'Inde. Cependant nous n'accepterons pas l'opinion absolue de Daremberg, qui considère exclusivement comme du choléra nostras toutes les épidémies cholériques qui se sont montrées dans l'Inde jusqu'en 1817. Si l'on tient compte de l'épidémie de la côte de Coromandel qui a pu être importée à Maurice, si l'on tient compte des épidémies d'Hurdwar et de Travancore, qui peuvent n'être que deux étapes d'une même épidémie ayant débuté près de Candjam, on peut accepter que le choléra asiatique n'a pas dans l'Inde une origine aussi récente que Daremberg l'affirme.

Toutefois, comme l'importation à Maurice et la marche de l'épidémie de Candjam sont loin de reposer sur des documents irréfragables, notre conclusion ne sera pas non plus absolue, et nous garderons sur cette question la même réserve que M. Fauvel : « Il n'est pas démontré que le choléra épidémique ait existé dans l'Inde avant 1817, mais rien n'établit non plus d'une façon certaine qu'il n'ait pas existé. »

Nous avons vu l'antiquité du choléra tour à tour défendue et contestée. Mais, quelle que soit l'époque à laquelle cette maladie ait fait son apparition dans l'Inde, il est évident qu'elle a l'Inde pour berceau ; cependant se montre-t-elle sur tous les points de ce vaste pays avec la même fréquence ?

Nous savons bien que le choléra est surtout endémique dans la vallée du Gange et du Brahmapoutra, mais nous n'allons guère au delà de ces données générales.

La Conférence de Constantinople a nettement formulé les desiderata de la question ; toutefois, n'ayant point reçu de l'Inde les documents qu'elle avait demandés, elle n'a pu préciser les points où le choléra a toujours été endémique, les séparer de ceux où il ne s'est montré que récemment ; il lui a été également impossible d'indiquer les principales épidémies qui ont régné dans l'Inde depuis 1817, avec leur point de départ, leur marche et leur point d'arrivée. Cependant elle a pu conclure qu'il n'existe dans l'Inde qu'un petit nombre de foyers endémiques de choléra, et elle les a classés, suivant le plus ou moins de fréquence de la maladie, en trois catégories :

1° Le choléra règne de préférence, comme maladie endémique, avec une tendance à devenir épidémique à certaines époques, dans le Bengale en général. Il sévit dans les stations de Cawnpoor et de Allahabad, mais surtout dans la ville de Calcutta. Il se montre aussi à Arcot, près de Madras, et à Bombay.

2° Le choléra apparaît comme maladie épidémique, tous les ans ou presque tous les ans, à Madras, Conjeveram, Pooree, Tripetty, Mahadeo, Trivellore et d'autres localités où ont lieu des agglomérations de pèlerins hindous.

3° Il se montre encore comme maladie épidémique, mais à des époques indéterminées, dont les intervalles ne dépassent pas pour la plupart la période de 4 ou 5 ans, dans les provinces du nord-ouest de l'Hindoustan, ainsi que dans les parties des présidences de Madras, de Bombay, et dans le Pégu.

II. — Nous ignorons encore la cause réelle de l'endémicité du choléra dans l'Inde.

Quelques-uns l'attribuent aux alluvions du Gange et du Brahmapoutra rendues plus pernicieuses par un soleil brûlant, une quantité considérable de matières organiques, animales et végétales, en fermentation permanente sous un climat chaud et humide. D'après cette opinion, le choléra ne serait que l'infection de l'économie par les matières organiques fermentées s'échappant de ces terrains. Mais bien d'autres fleuves que le Gange donnent lieu à de pareilles alluvions, et cependant le choléra ne paraît pas endémique sur leurs bords.

Suivant une autre hypothèse, l'endémicité du choléra dans cette région serait due à la coutume traditionnelle d'abandonner au cours du fleuve sacré des cadavres à demi brûlés. Mais cette coutume existe depuis un temps immémorial ; le choléra est, nous l'avons vu, une maladie nouvelle. Enfin, je le repète, ce n'est pas exclusivement sur les bords du Gange que le choléra a son berceau : d'autres foyers de la maladie sont loin du fleuve sacré.

On a encore voulu expliquer la permanence du choléra et sa plus grande fréquence depuis la fin du siècle dernier par la ruine des grands travaux hydrauliques exécutés autrefois dans ce pays. Grâce à ces travaux, la circulation des eaux était rendue facile et ne donnait pas lieu à ces stagnations si favorables à la fermentation des matières organiques. Mais ces travaux de canalisation sont détruits depuis longtemps déjà, et ils existaient surtout dans le Carnatic, au sud de la péninsule. D'après les affirmations de M. Goodeve, qui a donné tous ces renseignements à la Conférence de Constantinople, le delta du Gange et du Brahmapoutra n'a jamais eu de ces travaux hydrauliques, et les eaux y ont coulé depuis des siècles dans les mêmes conditions. D'ailleurs, ils seraient irréalisables aujourd'hui dans l'immense territoire parcouru par le Gange : le sol y est très peu élevé, et au mois de septembre, à l'époque de la grande crue, les eaux s'écoulent sur une étendue de plus de 100 milles de largeur avec une violence et une rapidité qui se trouvent encore accrues par la multitude énorme d'affluents qui se déversent dans le fleuve.

Notre conclusion sera donc que l'endémicité du choléra dans l'Inde est un fait démontré, mais que sa cause est encore ignorée. Toutefois, la permanence de la maladie dans certaines régions ne peut être expliquée par des transmissions successives, et nous pensons avec la Conférence qu'il n'y a d'autre interprétation acceptable qu'une cause inhérente aux régions dans lesquelles le choléra a son berceau. Nous ne pouvons pas pénétrer plus profondément dans l'étude de la *cause* réellement *spécifique* du choléra, mais voyons quelles sont les *circonstances adjuvantes* qui favorisent le développement et la propagation des épidémies de cette maladie dans l'Inde.

III. — Les *saisons chaudes* doivent être considérées comme très favorables au développement épidémique : ainsi, au Bengale, le choléra revêt la forme épidémique pendant les grandes chaleurs, d'avril en août.

Dans les provinces du nord-ouest, les plus grandes épidémies, notamment celle de 1851, ont sévi surtout pendant les mois de juillet et d'août, et se sont terminées au commencement de l'hiver.

Dans la présidence de Madras, où les saisons sont moins tranchées, c'est aussi dans la période la plus chaude de l'année que le choléra se montre épidémiquement avec le plus d'intensité.

Enfin, la grande manifestation de Jessore en 1817 commença vers le mois d'août; mais, s'il est impossible de méconnaître que la saison chaude exerce une influence favorable au développement épidémique du choléra, ce n'est là, comme le fait observer M. Fauvel, qu'une circonstance adjuvante, soumise à de nombreuses exceptions, et on ne saurait y voir une condition nécessaire et indispensable au développement épidémique.

Je laisse de côté toutes les autres causes banales qui ont été invoquées et qui seraient également applicables à toutes les épidémies ou maladies : conditions d'âge, de sexe, de tempérament, etc., etc., et j'arrive à la cause adjuvante par excellence, celle qui va devenir un agent de renforcement et de dissémination de l'épidémie, je veux parler des grandes agglomérations et migrations d'hommes, des foires et surtout des *pèlerinages* qui s'accomplissent à des époques déterminées dans plusieurs localités de l'Inde. Je ne parlerai que des pèlerinages les plus importants ; ce que je dirai des uns, d'ailleurs, sera applicable aux autres.

Hurdwar ou Gangadwara (les portes du Gange) est un lieu de pèlerinage et de foire fameux (1). En 1783, il s'y trouvait réuni plus d'un million d'individus, lorsque le choléra éclata et fit périr 20,000 hommes dans l'espace de huit jours. Comme nous l'avons vu,

(1) La réunion a lieu tous les ans à la pleine lune d'avril, et le pèlerinage y est réputé tous les douze ans plus efficace qu'à l'ordinaire. L'année 1783 était une de ces douzièmes années considérées par les Hindous comme plus propitiatoires que les autres. Comme Hurdwar est situé dans le point où le Gange pénètre dans l'Hindoustan, cette ville est plus que toutes les autres stations du fleuve visitée par les pèlerins. La facilité que l'on a pour y arriver des différents points de l'Asie augmente encore le pèlerinage. Les ablutions dans le Gange sont le grand rite pratiqué par les Hindous ; ces ablutions commencent dans le mois de *chaitra*, quand le soleil entre dans le signe de *mina* ou des poissons, et elles finissent quand le soleil entre dans le bélier. Chaque douzième année est célébrée avec des réjouissances et appelée le *Cumbh Mela*.

Les ablutions à ces époques duodécimales sont considérées comme beaucoup plus efficaces. Le 10 avril est le dernier jour des purifications. La foire qui a lieu à l'occasion de ce pèlerinage est l'objet d'un trafic très étendu : elle était autrefois la plus considérable de l'Inde ; il y venait des marchands du Pendjab, de la Tartarie, de Cachmir, du Rappootanah. Hardwick, qui était au *Cumbh Mela* de 1796, évalue à deux millions et demi la multitude assemblée. Douze ans après, Raper estime à deux millions le nombre des pèlerins.

quand cette foule se dispersa, l'épidémie s'éteignit sans se propager. Il n'en est plus de même aujourd'hui. Le choléra se montre tous les ans à Hurdwar à l'époque de la foire.

Jugurnath, sur la côte d'Orissa, au nord-ouest du golfe de Bengale, est aussi un lieu de pèlerinage des plus vénérés. Les cérémonies y ont lieu dans les mois de juin et de juillet.

Je citerai également Conjeveram, qui est situé à 45 milles au sud de Madras, et qui voit arriver chaque année pendant le mois de mai plus de 20,000 pèlerins.

Les phénomènes que l'on observe à Hurdwar, à Jugurnath, à Conjeveram, sont partout les mêmes et se montrent également dans toutes les autres localités qui sont le siège de foires et de pèlerinages. Les pèlerins affluent de toutes parts dans ces lieux sacrés, ils arrivent épuisés par la fatigue et la misère, ayant souvent fait plusieurs centaines de lieues, presque toujours à pied, sous un soleil brûlant. Leur condition va s'aggraver encore : la mauvaise nourriture, l'absence d'eau potable, la débauche, vont s'ajouter à l'encombrement pour devenir une nouvelle cause de développement épidémique. La maladie se trouve ainsi renforcée ; la mortalité est considérable, mais ce n'est pas tout : quand cette multitude va se disperser, elle va semer partout le choléra sur son passage et devenir ainsi un agent des plus actifs de la propagation de la maladie. Après avoir été un agent de renforcement, elle va devenir un agent de dissémination. Toutefois, le savant rapporteur de la Conférence de Constantinople fait remarquer que ces lieux de pèlerinage ne sont pas considérés comme des foyers d'endémie cholérique : le choléra s'y éteint après le départ des pèlerins, et il n'y reparaît, plus ou moins périodiquement, qu'à l'occasion d'un nouveau pèlerinage. Il est donc probable que, dans l'Inde comme ailleurs, l'importation du choléra est la condition nécessaire de son développement épidémique.

M. Fauvel a repris récemment, 1883, cette question de l'endémicité du choléra dans l'Inde et de l'opposition qui existent entre les foyers endémiques et les grandes épidémies ; il est arrivé à des conclusions nouvelles que nous exposerons au chapitre des *immunités cholériques*.

IV. — Le choléra présente, dans certains pays en dehors de l'Inde, des caractères de fixité et de permanence si particuliers, que certains auteurs ont cru que cette maladie y existait à l'état endémique.

Les épidémies qui se perpétuent depuis cinquante ans dans l'Indo-Chine, la Chine,

les îles de l'archipel indien, l'Afghanistan, le
Béloutchistan, la côte orientale et méridionale
de la péninsule arabique (1), la Perse, semblent venir à l'appui de cette opinion. Elle
ne peut cependant être absolument établie;
mais, comme le choléra existe aujourd'hui à
l'état endémique dans certains points de l'Inde
où il n'était pas apparu auparavant (notamment Cawnpoor et Allahabad), la conclusion
doit être très réservée.

Il paraît même démontré, d'après les communications d'Armand, que le choléra est
endémique dans le vaste delta formé par le
réseau inextricable des mille branches du
Cambodge et de la rivière de Saïgon. Le choléra asiatique, dit l'ancien médecin en chef de
l'hôpital de Saïgon, endémique dans la basse
Cochinchine, devient endémo-épidémique à la
mousson du nord-est, la saison sèche et
chaude de l'année, c'est-à-dire de novembre
à mai, mais surtout pendant les mois de mars
et d'avril.

La Perse, en raison de sa position intermé-

(1) Le choléra a fait plusieurs apparitions dans l'Arabie inté-
rieure, et notamment en 1854, 1862, 1863 (Palgrave). En 1854, à
Riad, ville capitale du Nedjd, un tiers de la population périt; tous
les districts furent visités par le fléau, à part le Sedeyr, situé à
une altitude exceptionnelle. L'épidémie de 1862 et 1863 fut moins
meurtrière que la précédente. La maladie fut importée par les
pèlerins venant de l'Inde et se rendant à la Mecque; suivant
d'autres, elle fut un des rayonnements de l'épidémie de la Mecque.

diaire entre l'Inde, l'Afghanistan, la Russie
et la Turquie, et aussi à cause de l'importance de ses relations, doit nous occuper un
instant. Elle a eu de 1851 à 1862 neuf épidémies de choléra. Toutefois, la Conférence
de Constantinople n'a pas cru devoir classer
la Perse au rang des pays dans lesquels le
choléra s'observe à l'état endémique. Les mauvaises conditions d'hygiène qui règnent dans
l'Iran, les pèlerinages avec transport de cadavres, les sépultures temporaires et super-
ficielles, sont autant de causes de transmission
de maladie et doivent à ce titre intéresser les
gouvernements européens.

On avait également supposé, sur les bords
de la mer Caspienne, vers Salian et le delta de la
Koura, des foyers secondaires de choléra. L'endémie aurait été le résultat de miasmes qui,
imprégnant les terrains d'alluvions, se seraient
dégagés, suivant la théorie de Pettenkofer,
lorsque le niveau des eaux souterraines venait
à baisser.

J'ai parcouru tout ce pays et je n'y ai trouvé
aucun signe de l'existence de foyer cholérique.
Si cette région a été le siège de fréquentes épidémies, c'est qu'elle a été la route suivie à
trois reprises par le choléra pour passer de
Perse en Russie, de Recht à Astrakan.

Les épidémies observées il y a quelques années en Russie sont aussi d'un grand intérêt. Les germes cholériques paraissent, se fixant sur certains terrains, y sommeiller pendant l'hiver et provoquer au printemps de nouvelles explosions durant plusieurs années consécutives. Le pèlerinage de Kiew est une cause de renforcement et de dissémination qui, pendant quelques années, a donné lieu à de nouvelles épidémies. Mais ce ne sont là que des foyers secondaires, et le choléra n'est pas endémique en Russie. Il en a été de même de la Hongrie.

La question du Hedjaz a une réelle importance. On a pu croire qu'il y avait dans ce pays un foyer originel de choléra permanent, et quelques auteurs ont pensé que l'épidémie qui a désolé l'Europe en 1865 avait eu dans le Hedjaz sa *première* origine. Dans le vallon de Mina (1),

---

(1) Tout musulman doit accomplir au moins une fois dans sa vie le pèlerinage prescrit par le Koran. Au retour du berceau du prophète, il prend le nom sacré d'Hadji, titre qui le rend vénérable. Ce voyage long et pénible doit s'effectuer durant les trois derniers mois de l'année (chewal, ziccaldi, zilidjé) ; mais l'encombrement est si grand, que l'année nouvelle commence, et que le premier mois de moharrem est écoulé avant que la ville soit revenue au chiffre de sa population normale, c'est-à-dire 30,000 habitants. En 1865, il y a eu plus de 150,000 pèlerins.

Le voyage de la Mecque a lieu sous un soleil brûlant ; l'eau contenue dans les outres des chameaux constitue la seule boisson des pèlerins. L'eau fraîche des oasis est vendue à prix d'or par les soldats et les Arabes vagabonds qui campent à l'entour. Le simoun se fait cruellement sentir. A l'approche de la ville sainte, les pèlerins sont astreints à des pratiques qui rendent leurs fatigues plus pénibles encore. Le barbier rase leurs têtes, coupe leurs ongles et taille leurs moustaches. En même temps, ils revêtent le costume spécial du pèlerinage, consistant en pièces de

en 1865, on voyait entassés sur les cadavres des
moutons plus de 30,000 cadavres de pèlerins,
morts de fatigue ou de maladies diverses. On
comprend quels ravages doit exercer une épidémie sévissant au · milieu d'une multitude

toile et de coton qui leur couvrent assez bien le tronc et les
épaules, mais laissent la tête complètement à nu. « Plus tôt le
pèlerin revêt ce costume inconfortable, dit le lieutenant Burton,
témoin oculaire de ces pratiques au péril de sa vie, plus grand
est son zèle religieux. » Les démangeaisons dues à la chaleur ou
à la présence de parasites très fréquents doivent être supportées
avec une résignation plus que stoïque. Les fidèles ne doivent se
gratter qu'avec la paume de la main, de peur d'écraser un insecte
parasite ou de déraciner un cheveu. Ils peuvent se mettre à l'ombre
ou même élever leurs mains jointes ensemble pour se garantir du
soleil, mais il leur est interdit de rien placer sur leur tête.
Pour chaque infraction à la règle, ils doivent offrir le sacrifice
d'un mouton.

Les fêtes se prolongent pendant trois ou quatre jours.

A l'arrivée à la Mecque commencent les grandes dévotions.
Au milieu d'une foule innombrable qui assiège la grande mosquée,
il faut trouver moyen de faire les sept circumambulations de la
Kaabah, en commençant à la fameuse pierre noire, aérolithe depuis longtemps encastrée dans les constructions du temple, et que
les Arabes supposent apportée du ciel à Abraham par les anges.
Ces promenades exigent un temps très long en raison d'une
innombrable affluence, et s'exécutent au milieu des acclamations
maniaques de cette multitude accourue d'Europe, d'Asie et d'A-
frique.

La seconde solennité a pour objet l'ascension du mont *Arafat,*
où a lieu la prédication accompagnée de vociférations et de
gestes exaltés d'un vieux uléma en cheveux blancs assis sur le
dos d'un chameau. Quelquefois entre la Mecque et le mont Arafat
des pèlerins meurent de soif et de fatigue, s'estimant heureux de
passer de vie à trépas sur le sol sacré ; car tout individu qui
meurt dans le pèlerinage meurt martyr.

A certains moments, toute l'assistance mêle ses clameurs unanimes aux cris ardents du prédicateur énergumène, et alors se développe un état d'enthousiasme, un paroxysme d'exaltation, de
fanatisme et de délire. Ce n'est pas tout encore : au retour de la
montagne sainte, retour qui s'effectue au milieu d'une cohue
effroyable (il faut l'avoir quittée avant le coucher du soleil), en-
traînant presque toujours la mort d'un grand nombre de fidèles,

semblable, et, quel que soit le mystère dont s'entourent les musulmans quand ils se livrent à leurs pratiques, si le choléra avait dans le Hedjaz un foyer originel, son existence ne pourrait être ignorée. Or, les voyageurs Niébuhr

les pèlerins se rendent à Mina, bourgade vénérée située entre le mont Arafat et la Mecque.

Dans le vallon voisin de cette bourgade se passe une scène étrange. Plusieurs milliers d'animaux, parmi lesquels on compte des chameaux et des bœufs, sont égorgés au même moment. Dès le lendemain, sous l'influence d'un soleil ardent, ce lieu devient pestilentiel. Burton raconte que jusqu'en 1856 aucune précaution n'avait été prise contre les accidents pouvant succéder à cette putréfaction. Les cadavres des animaux sacrifiés étaient enfouis à une profondeur dérisoire. Quelques-uns mêmes se putréfiaient à l'air libre.

A cet égard, de grandes améliorations ont été apportées ; des abattoirs ont été construits, des fosses destinées à recevoir les débris des animaux ont été creusées. Enfin la désinfection se pratique avec une solution de sulfate de fer.

Nous ne sommes pas fixés sur le nombre total des pèlerins qui prennent part aux cérémonies, et qui paraît avoir pu varier depuis 100,000 jusqu'à 180,000. Le grand shérif qui perçoit un impôt sur chaque pèlerin peut seul déterminer ces chiffres.

Il y a peu d'années, d'ailleurs, que la lumière s'est faite sur l'accomplissement de ces solennités. Jusqu'en 1831 un véritable mystère planait sur les lieux saints de l'islamisme, où les Européens ne pouvaient pénétrer sous peine de mort.

Les circonstances du pèlerinage, le nombre des pèlerins, les ressources qu'offraient le Hedjaz et les villes saintes, étaient pour la plupart ignorés même du monde musulman de Constantinople. Nous connaissons les récits faits par Burkhardt en 1814, et plus récemment par Burton, sur leurs périlleux voyages.

Il suffit, d'ailleurs, de se rappeler le massacre postérieur à la guerre d'Orient, à Djeddah, seul port où les Européens fussent tolérés, pour concevoir à quel degré ces foyers du fanatisme étaient alors inaccessibles à l'influence européenne.

Après 1831, et surtout depuis 1847, on apprit à Constantinople par le récit des pèlerins venant de la Mecque que souvent le choléra sévissait pendant le pèlerinage. Le retour des caravanes suscita même à diverses reprises des inquiétudes en Égypte et à Damas ; mais les craintes cessaient à l'arrivée des Hadjis qui racontaient les premiers ravages de la maladie, puis sa complète disparition après un certain temps de marche à travers le désert.

et Burkhardt, qui ont visité l'Arabie avant l'invasion de 1831, décrivent les maladies qu'on y observe habituellement et ne mentionnent pas l'existence du choléra.

Il résulte en outre des documents que nous possédons que depuis 1831 le choléra asiatique s'est montré à plusieurs reprises dans le Hedjaz, en 1835, en 1846, en 1848, en 1859, et presque continuellement de 1859 à 1865 ; il a encore apparu en 1872, en 1877, en 1881 et en 1882. Il est établi, en outre, que, toutes les fois que le choléra s'est montré dans le Hedjaz, il a été une conséquence du pèlerinage de la Mecque, et qu'il a toujours été précédé de l'arrivée des pèlerins hindous.

Cette observation a été faite d'une façon extrêmement évidente pour l'épidémie de 1865. On sait que quelques auteurs avaient cru que cette épidémie avait eu pour foyer d'origine primitif le Hedjaz, sans importation de l'Inde : or, c'est là une erreur, et il est démontré que les premiers cas de choléra qui se sont montrés à la Mecque et à Djeddah ont été consécutifs à l'arrivée des pèlerins. En outre, depuis 1866, quatre fois seulement le choléra s'est manifesté parmi les pèlerins de la Mecque, en 1872, en 1877, en 1881 et en 1882. Il y a donc eu entre chaque manifestation jusqu'à celle de 1881 des intervalles de plusieurs années, d'où la conclusion que le choléra n'est pas endémique dans le Hedjaz, et que chaque fois il y renaît par importation.

Ainsi donc le Hedjaz n'est point un foyer originel de choléra asiatique. Il y a dans le Hedjaz un milieu très favorable au renforcement, à la propagation et à la dissémination de l'épidémie, mais, pour que l'explosion ait lieu, il est nécessaire que le Hedjaz reçoive l'étincelle, et cette étincelle part de l'Inde. De même, lorsqu'on a prétendu qu'il y avait eu développement autochthone à Hambourg (1831), à Berlin et Londres (1848), à Aarau (1854), dans la prison de Genève (1855), on a mal apprécié ces faits, qui tous sont passibles d'une interprétation différente.

Le choléra n'a qu'un berceau, l'Inde, et, toutes les fois qu'il se montre en Europe, c'est qu'il a été importé. Mais comment cette transmission s'opère-t-elle ? Les vents, l'atmosphère, peuvent-ils, comme on le croyait naguère, transporter le principe générateur du choléra à de grandes distances ?

Évidemment, pour démontrer cette puissance de l'atmosphère comme agent de transmission, il faudrait qu'une invasion cholérique quelconque eût eu lieu sans l'intermédiaire d'un voyageur ou d'une provenance. Le principe générateur contagieux serait alors transporté par l'air à travers les mers et au-dessus des montagnes, mais jusqu'ici un semblable fait n'a pu être observé.

Le choléra est *importé*, il s'attache aux pas du voyageur. Déjà, dit Griesinger, dans les épidémies qui ont ravagé l'Inde depuis 1817, on avait remarqué que la propagation se faisait surtout le long des grands fleuves qui se trouvaient en même temps les voies principales du commerce. Les rives des fleuves étaient plus fortement atteintes que les parties plus éloignées, le choléra régnait de préférence le long des routes et de leur voisinage, et l'on fit cette remarque que la maladie ne se développa dans aucune localité qui n'eût reçu un malade du dehors. Cette importation du choléra va devenir absolument évidente pour les faits que nous observerons en Europe.

CHAPITRE IV

Preuves de la transmissibilité du choléra.

L'importation du choléra est démontrée par :

1° Les faits de propagation après l'impoi tation de la maladie ;

2° L'efficacité de certaines mesures préventives ;

3° La marche générale des épidémies de choléra ;

4° Enfin, l'évolution des épidémies dans les
localités atteintes.

I. — Les faits de transmission sont nom-
breux ; nous n'en citerons que quelques-uns.
Déjà, en 1847, Contour avait observé en
Russie le cas suivant :

Dans un village du gouvernement de Tchernigow, du
30 au 31 août 1847, une jeune fille tombe malade et

meurt dans la nuit. Le jour de l'enterrement, son frère, à la suite de quelques excès, est atteint du choléra et succombe en 24 heures. Le père de ces deux jeunes gens est lui-même emporté. Une femme qui a donné des soins à cette famille meurt le lendemain; son mari, deux jours plus tard. L'épidémie se répand alors dans la province.

Pendant l'épidémie de 1865, j'ai pu suivre la maladie de lit en lit, salle Saint-Charles, à l'hôpital de la Charité.

Un cholérique entre salle Saint-Charles, n° 5. Le soir il est transporté dans la salle des cholériques; le lendemain de son départ, son voisin de lit, n° 6, était pris de choléra. Il fut transporté dans la salle où les cholériques étaient isolés; le surlendemain, le n° 7 était pris, évacué, et ainsi de suite jusqu'au n° 16.

Sur 37 enfants que M. Ch. Fernet a observés à l'hôpital Sainte-Eugénie, 14 appartenaient à des familles où le choléra avait déjà fait d'autres victimes, 11 enfants venaient de perdre leur mère; 1 avait sa mère très malade; 2 avaient perdu leur frère. Plusieurs fois on avait amené en même temps à l'hôpital 2 ou 3 enfants, frères ou sœurs, atteints de choléra, et dont la mère venait de succomber à la maladie. (Épidémie de 1865.)

Brochard (1) a rapporté un grand nombre

____

(1) *Du mode de propagation du choléra*. Paris, 1861.

d'observations en faveur de la transmission du choléra. De ces faits, les uns ont été tirés de sa pratique à Nogent-le-Rotrou, en 1849, ou empruntés à plusieurs de ses confrères : Dufay (de Blois), Ferrand (de Mer), Chambay (d'Alençon), Ragaine (de Mortagne), Gallopin (d'Illiers).

J'en citerai quelques-uns :

Une voiture de nourrices se rendant à Nogent-le-Rotrou partit le 28 mars 1849 de la direction de la rue Sainte-Apolline, ramenant dans leur pays des nourrices arrivées à Paris en parfaite santé, et le quittant après y avoir séjourné quelques jours. L'état sanitaire de l'arrondissement de Nogent-le-Rotrou était alors excellent ; il ne régnait dans le département d'Eure-et-Loir aucune affection diarrhéique épidémique.

Une des nourrices qui, à son départ de Paris, ressentait déjà les prodromes du choléra, arrive dans la commune de Brunelles, au milieu de laquelle elle habitait une maison isolée, située sur un coteau parfaitement aéré. Elle y meurt le lendemain, d'un choléra confirmé. Son nourrisson et la sœur de cette femme, qui, demeurant dans un hameau éloigné, était venue lui donner des soins, succombent également.

Une autre nourrice, prise du choléra le lendemain de son arrivée à Nogent-le-Rotrou, meurt en 28 heures. Son nourrisson avait succombé dès le premier jour.

Dès lors l'épidémie se répand successivement dans la ville et y cause de grands ravages.

Voici encore quelques faits intéressants :

L'enfant Laprade, en nourrice chez la femme Chartrain, rue Saint-Hilaire, fut atteint du choléra le 7 mai et succomba le 8. Le logement de cette nourrice se composait d'une seule chambre. L'une de ses filles, âgée de deux ans, tombe malade le 17 et succombe le 18 ; la seconde, âgée de huit mois, atteinte le 24, mourut le 28.

D'autres faits d'importation par des nourrices ou des nourrissons ont été publiés. M. Bucquoy en a cité quelques-uns (1). (Épidémie de 1865-1866.)

Un médecin de l'arrondissement de Montargis, Huette, a donné, dans les *Archives* de 1855 (2), la relation d'une épidémie qui s'est développée, en 1854, dans 14 communes de cet arrondissement. Cette relation, très complète, nous permet de suivre pas à pas la marche de la maladie et l'envahissement successif de chacune de ces communes.

Commune de Saint-Maurice-sur-Fessard. — Une femme ramena de Paris, le 28 juin 1854, un nourrisson qui éprouva des accidents cholériques le jour même de son arrivée à Saint-Maurice, où il n'existait alors aucun cas de choléra. L'enfant de la nourrice succomba le

(1) Note sur deux nouveaux exemples d'importation et de transmission du choléra par les nourrices et les nourrissons. (*Mém. de la Soc. Méd. des hôpitaux de Paris ;* 1866, 2ᵉ série, t. II.) — Sur la transmission du choléra par les nourrices et les nourrissons. (*Ibid.* 1867, t. III.)

(2) *Arch. gén. de médecine,* 5ᵉ série, t. VI, p. 571.

3 juillet; l'enfant venu de Paris mourut le lendemain. La nourrice éprouva, le 4 juillet, les symptômes d'un choléra léger et reçut les soins de sa mère, femme Bernier, qui, venue exprès de Moulon, où il n'existait pas de choléra, succomba dès le lendemain à cette maladie.

Sa fille aînée, femme Merlin, qui vint aussi de Moulon pour soigner sa mère et sa sœur, éprouva des accidents sérieux, mais guérit. Le père Bernier fut atteint et guérit également.

Ainsi donc, sur six personnes qui tombèrent malades après l'arrivée de l'enfant, trois succombèrent. L'épidémie resta concentrée dans cette famille ; on n'observa pas d'autres cas dans le village.

Commune d'Oussoy. — La femme Bresson, du hameau du Moulin-Neuf, près d'Oussoy, absolument indemne de choléra, ramène un nourrisson de Paris le 27 juin, qui le surlendemain éprouve les premiers symptômes du choléra et succombe le 3 juillet. Plusieurs jours après, un enfant Bresson est atteint et meurt le 13 juillet.

A la même date, la femme Bresson est frappée et succombe le 17, après avoir reçu les soins de deux voisines, les femmes Sahan et Moret, qui succombèrent, l'une le 16, l'autre le 24. Le mari de la femme Bresson meurt le 26 juillet. La femme Burette, qui habite l'extrémité du hameau, *vient laver le linge* des femmes Sahan et Moret, et est saisie du choléra. Ainsi se propagea une épidémie qui enleva 18 personnes en peu de temps. Avant l'arrivée du nourrisson de Paris, on n'avait observé aucun cas dans ce village, *que les épidémies de* 1832 *et* 1849 *avaient épargné.*

Le docteur Huette appelle l'attention sur la distribution du hameau du Moulin-Neuf, qui est composé de dix corps de bâtiments séparés par de grandes distances. On n'a observé de cholériques que dans trois corps de bâtiments, occupés :

Le 1er par les familles Bresson et Sahan ;

Le 2e par la famille Moret ;

Le 3e par la famille Burette.

Ce troisième corps de bâtiment est situé à une extrémité du hameau.

Dans les autres maisons, dont les habitants n'ont eu aucun rapport avec les familles Bresson, Sahan, Moret et Burette, on n'a observé aucun malade.

Commune de Chevillon. — L'épidémie y fut importée par un enfant, de la manière suivante : La femme Deschamps meurt du choléra à l'hospice de Montargis le 22 août. Son enfant, âgé de six semaines, est recueilli et emporté à Chevillon, distant de Montargis de deux lieues et demie, par la femme Charvillat.

Deux jours après son arrivée, cet enfant est atteint du choléra et meurt dans la journée. Le 26 août, Pierre Charvillat ressent les premiers symptômes de la maladie et succombe le 28, après avoir reçu les soins de sa femme et de sa fille.

Sa belle-sœur meurt le 27 août. Enfin, le 1er septembre, Angélique Pépin, âgée de six mois, en nourrice chez la femme Charvillat, est encore enlevée par le choléra.

Toute cette famille habitait dans la même chambre d'une maison isolée sur la lisière d'un bois. On n'observa pas d'autres cas dans la commune de Chevillon.

Châtillon. — Le premier cas fut observé dans le faubourg du Puirault, sur un journalier âgé de 35 ans, nommé Prochasson, qui fut atteint immédiatement après son retour d'Oussoy, où il était allé donner des soins à ses parents malades de l'épidémie.

Les voisins de Prochasson furent bientôt atteints, et

l'épidémie envahit tout le faubourg du Puirault, où elle resta concentrée jusqu'au 8 août.

A cette dernière date, les habitants effrayés se dispersèrent dans Châtillon, et le choléra se montra indistinctement dans tous les quartiers de la ville.

Montcorbon. — Une femme âgée de 55 ans, du hameau des Ménils, fut atteinte à son retour de Diey (Yonne), où le choléra sévissait avec force. On prétendit qu'elle avait contracté la maladie en lavant le linge d'une femme morte de l'épidémie à Diey.

Trois autres cas furent observés dans le bourg de Montcorbon après le décès de la femme qui importa le choléra.

J'ai cité les principales observations du docteur Huette, parce qu'elles démontrent l'importation du choléra à une époque où elle était loin d'être acceptée en France.

Le fait de Châtillon est surtout intéressant. Tant que les habitants demeurent dans le faubourg du Puirault, la maladie y reste concentrée; dès qu'ils se dispersent, la maladie se dissémine avec eux dans Châtillon.

Le fait d'Oussoy a de l'importance comme exemple de la transmission par les effets à usage. La femme Burette, qui habite l'extrémité du hameau, vient laver le linge des femmes Sahan et Moret et est saisie du choléra.

Je n'insiste pas, quant à présent, sur les conséquences à tirer des faits du docteur Huette, nous y reviendrons dans le chapitre suivant, et j'arrive à des faits d'importation d'un autre ordre.

En 1854, le gros de l'armée française étant réuni à Varna, à petite distance de l'armée anglaise, quelques dépôts étaient restés à Gallipoli, point primitif du débarquement. Il y avait en outre un petit corps d'occupation anglo-français au Pirée, et des détachements à Constantinople, lieu de passage et base des opérations futures.

Les armées se renforçaient chaque jour par de nouveaux arrivages. L'état sanitaire était partout très satisfaisant. Le 5 juillet arrive à Constantinople le paquebot *l'Alexandre*, parti de Marseille le 26 juin avec 500 hommes du 5ᵉ régiment d'infanterie légère, venant de Montpellier, et ayant traversé Avignon, où régnait le choléra.

Il s'était déclaré à bord, et trois hommes étaient morts durant le trajet jusqu'aux Dardanelles. Quatre cholériques avaient été débarqués au Pirée, où bientôt le choléra éclata et fit de grands ravages. Les troupes embarquées avaient été mises à terre à Gallipoli, où deux nouveaux cholériques avaient été envoyés de suite à l'hôpital; et le paquebot, n'ayant plus à bord que quelques passagers, avait fait voile pour Constantinople où une quarantaine lui avait été imposée.

D'autre part, on apprenait que des paquebots antérieurement partis de Marseille avaient déjà éprouvé des accidents, et que l'un d'eux avait déposé un cholérique dans un hôpital militaire de Constantinople.

Le 15 juillet, après de nouveaux arrivages cholériques, le choléra se propage à Gallipoli. On observe dans l'hôpital militaire de Constantinople un foyer cholérique. M. Fauvel, frappé du danger, propose et fait adopter par le conseil de santé de Constantinople une interruption momentanée des communications entre Gallipoli et Varna. Les mesures prescrites ne sont pas exécutées, et, malgré l'insistance de M. Fauvel auprès du maréchal de Saint-Arnaud, plusieurs navires partis de Gallipoli ont passé le Bosphore et se sont rendus directement à Varna, où la libre pratique leur a été accordée.

Le choléra éclate alors dans l'armée parmi les soldats nouvellement débarqués et dans l'hôpital militaire. Le 5 août, l'épidémie est violente à Varna, surtout parmi les troupes envoyées dans la Dobrutscha. L'armée anglaise est envahie; il y a un commencement d'épidémie à bord de la flotte. En Crimée, l'épidémie, entretenue par les contingents de nouvelles troupes, se continua jusqu'en 1856.

L'importation à Constantinople, en 1865, mérite également d'être citée :

Constantinople était dans un état excellent de santé, quand, le 28 juin 1865, arriva d'Alexandrie, où régnait le choléra, la frégate *Moukhiri-Sourour.*

Elle avait accompli plus de cinq jours de traversée; par conséquent, d'après le règlement que l'on suivait alors, elle fut admise en libre pratique, le médecin ayant déclaré qu'il n'y avait pas eu de maladie pendant la traversée. Cette déclaration était fausse. Dans la soirée du 28 juin, en effet, on débarquait de cette frégate 12 malades, dont un atteint de choléra, qui succomba dans la nuit, et 11 affectés de cholérine. On apprit, en outre, le lendemain, que, depuis Alexandrie, des cas de diarrhée avaient été observés à bord, et que, dans le trajet des Dardanelles à Constantinople, deux cadavres cholériques avaient été jetés à la mer. Le 30 juin neuf autres cholériques furent encore débarqués, et le navire fut envoyé

purger quarantaine à l'embouchure de la mer Noire.
Les malades furent transportés à l'hôpital de la marine,
voisin de l'arsenal. Ici une circonstance particulière'
doit être notée : Le chemin qui va de l'embarcadère à
l'hôpital étant encombré, on fut obligé de faire passer
les malades par une caserne occupée par des ouvriers
militaires de l'arsenal; aussi les premiers cas indigènes
de choléra eurent lieu parmi ces ouvriers et à bord
d'une corvette amarrée tout près de leur caserne.

Le 3 juillet, un de ces ouvriers militaires est reçu à
l'hôpital avec une diarrhée cholériforme, et le 5 il présente tous les symptômes du choléra.

Le même jour un nouveau cas est fourni par les ouvriers, et un autre par la corvette mentionnée plus
haut. La caserne est alors évacuée et les ouvriers sont
placés sous des tentes sur les hauteurs de l'Ok-Meidan.
Néanmoins, le choléra continue de sévir parmi eux et à
bord des navires amarrés devant l'arsenal. De plus, il
atteint d'un côté les corps de garde de l'intérieur de cet
établissement, et de l'autre les maçons qui travaillent à
la bâtisse du ministère de la marine, situé tout près de
la caserne des ouvriers militaires.

Le 8 juillet, deux cas suivis de mort furent constatés
en dehors de l'arsenal sur un batelier et un pêcheur.
Cependant dès le 10 juillet l'épidémie commençait à
envahir le quartier de Kassim-Pacha, voisin de l'arsenal et habité par les ouvriers dont nous avons parlé.
Elle se propagea bientôt à toute la ville.

Ce fait d'importation a été rapporté par
M. Muhlig, dans la *Gazette médicale d'Orient*,
en août 1865. Il est cité dans le rapport de la
Conférence de Constantinople, et M. Fauvel
ne met pas en doute le rapport de cause

à effet, entre la maladie importée et celle développée consécutivement dans l'endroit même
où l'importation a eu lieu.

Je citerai encore un cas d'importation, l'importation à Altenbourg. Ce fait, relaté par Pettenkofer, a une grande importance; il montre
qu'un seul cas de choléra importé à très grande
distance par chemin de fer peut donner lieu à
une épidémie :

Vers la fin du moïs d'août 1865, le choléra éclata
subitement à Altenbourg, en Saxe, au centre de l'Allemagne. Le premier cas fut constaté sur la dame E...,
qui était partie d'Odessa le 16 août et était arrivée à
Altenbourg le 24, sans s'être arrêtée sur aucun point.
Cette femme voyageait avec un enfant de 21 mois,
atteint de diarrhée. Elle vint loger chez son frère et
fit venir le docteur Geinitz, pour lui faire voir son enfant, dont la diarrhée était devenue très intense. Cette
femme, qui était très bien portante, raconta qu'à son
départ d'Odessa il n'y avait dans cette ville aucune
maladie. Or, c'était une erreur; car six cas de choléra
importé de Constantinople se trouvaient déjà dans le
lazaret; et le lendemain du départ de la dame E..., le
choléra paraissait à Odessa.

Elle racontait en outre que, s'étant embarquée pour
remonter le Danube, tout le monde lui avait paru bien
portant à bord, quoique le bateau eût passé devant
quelques localités où le choléra sévissait. Quoi qu'il en
soit, trois jours après son arrivée à Altenbourg, le
27 août, le jour même où le docteur Geinitz avait visité
son enfant, la dame E... tombe malade, et le lendemain
le docteur constate tous les symptômes du choléra

asiatique. Elle meurt le 29. Ce même jour, dans la même maison, la belle-sœur de la dame E... est atteinte et succombe le 30; l'enfant mourut le 31. De cette maison, le choléra se répandit dans la ville et aux environs. La famille d'un ouvrier mort le 13 septembre à Altenbourg importe la maladie à Werdeau. L'habitation occupée par cette famille fut le point de départ d'une épidémie qui enleva deux pour cent de la population de la ville.

Il ressort de cette observation que, quel que soit le point de départ du choléra, il a été importé à Altenbourg, et que là, ce cas est devenu l'origine d'une épidémie. On s'est demandé quelle était la cause de l'importation : est-ce l'enfant atteint de diarrhée? est-ce la mère qui portait déjà en elle les germes du choléra? Cette question est très difficile à résoudre et chacune des deux hypothèses peut être également soutenue.

Ce que nous voulons démontrer ici simplement, c'est le fait de l'importation. Or, il n'est pas douteux que la dame E... et son fils, arrivant à Altenbourg dans un pays indemne, venaient d'un pays où le choléra sévissait.

La Conférence de Constantinople cite encore d'autres faits : l'importation à Borchi, l'importation à Thoydon-Bois, en Angleterre. Nous ne les relaterons pas ici, l'importation nous semblant suffisamment établie par les faits que nous avons rapportés.

Cependant le cas suivant présente encore un grand intérêt.

Un maréchal des logis de la garde républicaine de Paris arrive en permission à Chambly, chez une grand'-tante qui demeure près de la petite rivière de Lesche. Cet homme était déjà un peu souffrant; bientôt des symptômes cholériques se déclarent, les déjections du malade sont jetées dans la cour d'habitation, sur un tas de fumier exposé en plein air, recevant la pluie qui tombait abondamment à cette époque et communiquait à la rivière par son purin. Ce malade guérit. Mais pendant ce temps, à moins de cent mètres plus bas, au bord de l'eau, où demeurait une pauvre et nombreuse famille, qui employait uniquement pour boisson et pour les besoins de sa maigre cuisine l'eau de la rivière, se déclara un second cas chez une petite fille de deux ans et demi, qui mourut en trente-six heures, algide et cyanosée. La sœur, âgée de treize ans et demi, est atteinte du même mal avec symptômes caractérisés ; elle guérit au bout de huit ou dix jours. Sur la place de Chambly était installée à cette époque une troupe de comédiens ambulants; la rivière était à quarante pas de là, on y puisait l'eau pour tous les besoins de la vie; la directrice fut prise de vomissements, diarrhée, crampes, etc. A midi, elle était morte.

II. — La transmissibilité du choléra se trouve confirmée par les résultats des mesures restrictives. Nous verrons, en effet, qu'une séquestration rigoureuse, l'interruption des communications par terre ou par mer, ont réussi à préserver certains lieux ou certains pays.

Il résulte des rapports des docteurs Barry et Russell que la cour impériale de Russie, formant avec sa suite un ensemble de six mille hommes, s'est enfermée à Peterhof et Tsarkoë-Selo. Toutes communications avec la ville de Saint-Pétersbourg et les pays voisins où sévissait la maladie ont été interrompues. Grâce à cette séquestration complète, aucun cas n'a été observé à Peterhof.

En 1854, le choléra avait été importé à Messine comme au Pirée : aussi, en 1865, la Sicile prit-elle les mesures les plus sévères et obtint ainsi une immunité complète. Elle exagéra même à ce point la prudence, que, en septembre 1867, passant par Messine, je pus constater que, bien que l'épidémie fût presque partout éteinte, la Sicile n'avait pas encore renoncé à tout système restrictif. Les lettres, déposées à distance, n'étaient remises qu'après avoir été parfumées avec la boîte qui les contenait. Les communications n'avaient lieu qu'à travers des grilles et au moyen de pinces extrêmement longues. D'ailleurs, Messine et toute la Sicile ont été entièrement épargnées.

Il y a encore dans ce fait un argument puissant contre la transmission par l'air. Les bâtiments provenant de pays infectés passaient journellement dans le détroit de Messine. On sait combien ce passage est resserré. Or,

malgré ce mouvement continuel et grâce aux
mesures préventives employées, Messine fut
préservée.

Enfin, pendant l'épidémie de 1856 à Constantinople, les élèves de l'école militaire, séquestrés au nombre de cinq cents dans l'établissement, échappèrent au choléra qui sévit
dans tout le voisinage.

III. — Si nous considérons dans leur
ensemble les épidémies, nous voyons le choléra, qu'il ait parcouru dans sa marche les
routes de terre, ou qu'il ait choisi la voie maritime, suivre toujours la pente des courants
humains.

C'est en Orient, ou dans les pays qui confi-
nent à l'Europe, que nous pouvons le mieux
suivre le développement de cette loi qui régit
les grandes épidémies. Là, en effet, les routes
sont peu nombreuses, les voies fréquentées
toujours les mêmes, et la démonstration est
plus saisissante.

Pour venir de Perse en Russie, en dehors de la grande
route qui passe par Erzeroum, Tauris, Natchischevan,
et qui n'est plus guère fréquentée, il n'y a que deux
voies : la voie maritime à travers la mer Caspienne, et
la route de terre qui suit le littoral occidental de cette
mer. Ces routes passent par Recht, Astara, Lenkoran,
et aboutissent toutes deux à Bakou. Aussi le choléra,
dans les épidémies de 1823, 1830 et 1846, a-t-il toujours

et invariablement passé par Recht, Astara, Lenkoran et Bakou.

Dans cette dernière ville, la route de terre se bifurque; au nord, elle continue à suivre le bord occidental de la mer Caspienne, passe par Derbent et arrive à Astrakan, exactement comme la voie maritime. Nous voyons encore le choléra, à chacune de ses apparitions (1823, 1830, 1846), parcourir ce même trajet, passant par Bakou, Derbent, Astrakan ; en 1823, il s'est éteint à Astrakan, tandis qu'en 1830 et 1846, Astrakan n'a été qu'une des étapes de sa marche envahissante.

La deuxième voie traverse le Caucase : elle part de Bakou, passe par Tiflis et relie la mer Caspienne à la mer Noire. Le point de départ sur la mer Caspienne était Bakou ; le point d'arrivée sur la mer Noire est Poti ou Trébizonde. Les épidémies de 1830 et de 1846 se sont divisées en suivant chacune des deux voies qui leur étaient offertes : tandis qu'un premier courant côtoyait le bord de la mer Caspienne, un second a traversé le Caucase.

Cette marche toujours identique du choléra n'est-elle pas la démonstration frappante de cette loi que nous avons précédemment formulée? Le choléra suit les courants humains, s'attache aux pas du voyageur; c'est par l'homme qu'il est importé. Et si nous suivons l'évolution des épidémies maritimes, chacune de leurs étapes successives sera pour nous une démonstration nouvelle.

L'importation de 1854, en Crimée, avait été due à des bateaux partis de Marseille, qui portaient des troupes venant d'un pays infecté.

Eh bien, le choléra a paru successivement dans chacun des points où ces bateaux se sont arrêtés. Les bateaux touchaient Messine, la Sicile a été envahie; ils faisaient escale au Pirée, la Grèce a été infectée; ils s'arrêtaient à Gallipoli, le choléra s'est manifesté à Gallipoli. De Gallipoli, des communications incessantes eurent lieu avec les Dardanelles, Constantinople, Varna : le choléra s'est montré aux Dardanelles, à Constantinople et à Varna.

Cette loi de propagation a reçu de la marche de l'épidémie de 1865 une éclatante confirmation. Le choléra fait explosion à la Mecque, il se dissémine avec les pèlerins, les suit à Djeddah et à Alexandrie, puis va infecter tous les ports qui ont des communications avec Alexandrie : Malte, Marseille, Ancône, Beyrouth, Smyrne, Constantinople. Dans toutes ces villes vont se former de nouveaux foyers qui, à leur tour, infecteront les ports qui sont en communication avec eux (1).

La rapidité des épidémies dans leur marche a toujours été en rapport avec la rapidité croissante des communications.

Déjà, en 1847, on avait remarqué que le cho-

---

(1) Cette épidémie paraît être revenue sur ses pas; d'après M. le Dʳ Van Geuns, elle aurait été réimportée à Samurang (Java) par des pèlerins persans.

léra, pour aller d'Astrakan à Kasan, avait fait
700 kilomètres par mois, tandis que sa marche
avait été plus lente de Tiflis à Moscou; là, il
n'avait eu une vitesse que de 500 kilomètres.
On sait que les voies de communication par eau
étaient plus rapides à ce moment que le transport par terre.

Cet argument devient encore plus concluant,
si l'on se reporte à la marche de deux épidémies différentes dans un même pays.

Que l'on compare, en effet, la lenteur de progression du choléra en 1830 et en 1846 à la rapidité foudroyante de l'invasion de 1865, et la
démonstration est saisissante. De la Mecque à
Paris, il n'a mis que trois mois et demi, et il a
fait en neuf mois le trajet de l'Inde en Amérique, c'est-à-dire la moitié de la circonférence
de la terre. Mais, si la marche du choléra a toujours été en raison de la rapidité des communications, jamais sa vitesse n'a excédé cette rapidité.

Il ressort de cet examen que le choléra a toujours suivi les courants humains, les fleuves
navigables, les voies commerciales de terre et
de mer; qu'il s'est arrêté là où s'arrêtaient les
voyageurs, et qu'il a respecté les localités isolées. Le développement des épidémies est favorisé par les masses d'hommes mises en mouvement. On sait l'influence qu'ont eue sur la pro-

pagation du choléra la guerre de Pologne (1830-1831), la guerre de Crimée (1854).

Le choléra n'affecte pas dans sa marche une direction fatale de l'est à l'ouest; mais, au contraire, il a rayonné de l'Inde en tous sens, au sud comme au nord, à l'est comme à l'ouest, se propageant partout en raison de la facilité et de la multiplicité des communications. Aussi, ceux qui ont cru le contraire, dit M. Fauvel, n'ont pas étudié les faits et ils ont raisonné comme le feraient des Chinois, qui prétendraient que le choléra marche toujours de l'ouest à l'est. Une petite épidémie qui a été observée récemment à Tehuantepec, au Mexique, serait, s'il s'agit bien du choléra dans ce cas, un exemple de ce genre, la maladie ayant été importée par un navire allant de l'ouest à l'est (1).

IV. — Il nous reste maintenant à suivre l'évolution des épidémies dans les localités atteintes.

Nous chercherons surtout nos exemples dans des centres restreints, de petites villes ou bourgades. Là, en effet, le développement de l'épidémie sera mieux suivi; ses différentes phases seront mieux distinguées, si les maisons sont isolées, sans communications fréquentes avec les villages ou les hameaux voisins.

____

(1) Voir un rapport de M. Fauvel au Comité d'hygiène, tome XII du *Recueil des actes* du Comité.

C'est ce que nous avons vu dans les observations de M. Huette : je renvoie donc à ces faits qui nous ont servi d'exemples très évidents d'importation, et qui nous sont également précieux pour démontrer la propagation des épidémies dans les localités atteintes. L'étude est plus difficile à suivre dans les grandes cités. Toutefois, M. Fauvel a montré que cette progression avait pu être observée à Constantinople; mais il remarque qu'on peut considérer cette ville dans son ensemble comme une vaste agglomération de localités distinctes, séparées par des obstacles naturels. On verra par la relation de l'épidémie de Constantinople que l'extension successive de la maladie a pu être suivie jusqu'au moment de la diffusion générale.

A Constantinople, le choléra se manifesta tout d'abord dans l'arsenal, là où il avait été importé par les malades débarqués le 28 juin du *Moukbiri-Sourour*. De l'arsenal il gagna le quartier attenant, Kassim-Pacha, puis quelques cas en petit nombre se manifestèrent dans diverses parties de la ville, et pour la plupart sur des personnes qui avaient fui le quartier primitivement atteint.

Jusqu'au 16 juillet, le total des décès cholériques constatés pour la ville (moins ceux de l'hôpital de la marine) s'élevait à 130, lorsque tout à coup on apprit que la maladie venait d'éclater avec violence à Ieni-Keni, village situé sur le Bosphore, à 12 ou 15 kilomètres du quartier où sévissait l'épidémie. Il a été établi que le premier cas de choléra à Ieni-Keni eut lieu le 11 juillet dans un café turc, sur la personne d'un ouvrier provenant de Kassim-Pacha ; que le lendemain plusieurs des individus qui fréquentaient ce café tombèrent malades et que, parmi eux, deux moururent ; que les jours suivants la maladie se propagea dans le quartier jusqu'au 16, jour où, à la suite de plusieurs décès parmi des familles importantes, une panique extrême s'empara de toute la population du village, qui presque tout entière prit la fuite dans diverses directions : Musulmans, Grecs, Arméniens et Juifs allèrent se réfugier dans d'autres villages et dans des quartiers de la ville jusque-là indemnes, où ils portèrent la maladie. Les Juifs surtout, qui avaient été les plus éprouvés et qui, dans leur précipitation, emportèrent avec eux leurs effets souillés et leurs morts, devinrent les principaux agents propagateurs du mal à Koustoundjouc, à Has-Keni et à Balata ; l'épidémie éclata aussitôt après l'arrivée de ces fuyards. De ce moment date la généralisation de l'épidémie.

Le développement des cas intérieurs dans les hôpitaux succédant à l'arrivée d'un cholérique est encore un argument en faveur de la transmissibilité.

Au début du choléra de 1853, 35 cholériques avaient été admis du 11 au 22 novembre dans les hôpitaux. L'Hôtel-Dieu en reçut 15, et, sur 23 cas, qui jusqu'au 22 novembre furent déclarés comme cas intérieurs, 16, c'est-à-dire près des deux tiers, appartiennent à l'Hôtel-Dieu.

Toutefois la proportion des cas internes dans les hôpitaux est d'autant plus faible, qu'on s'approche davantage de la plus grande intensité de l'épidémie. Elle est en raison inverse du nombre des cholériques amenés du dehors. Blondel, qui fait cette remarque, ajoute : « Comment admettre que les uns soient la conséquence des autres ? »

Cette objection est facile à réfuter. La diminution du nombre des cholériques peut s'expliquer de deux façons : ou bien par l'acclimatement des malades couchés dans les hôpitaux, ces malades ayant déjà subi l'accoutumance cholérique, ou bien parce que le fléau ne trouve plus d'aliments dans des établissements dont la frayeur a chassé la plus grande partie de la population.

Les relevés de Blondel nous apprennent, en effet, qu'en 1832, dès le dixième jour de l'épidémie, et malgré un nombre déjà considérable de cholériques, les hôpitaux avaient vu leur population diminuer dans une proportion telle, que, sur 4,768 lits occupés au 1er mars, le nombre était réduit à 4,104. Avec le progrès du choléra la panique ne fit qu'augmenter, de telle sorte qu'au moment où il avait atteint la plus grande violence, il ne restait plus que 1,500 malades ordinaires. C'est ainsi que le 12 avril, jour où le chiffre des cholériques fut le plus élevé, on comptait plus de 1,000 lits vacants, et qu'après la création d'hôpitaux temporaires qui donnaient environ 2,000 lits supplémentaires, du 20 au 25 mai, on avait 2,500 disponibles.

Une terreur semblable dépeupla encore les hôpitaux en juin 1849. Sur 6,000 lits des hôpitaux il y eut de 400 à 1000 lits vacants.

Nous ne citerons pas d'autres exemples. La loi de la transmission nous paraît établie par les divers ordres d'arguments que nous avons successivement exposés.

On a invoqué contre cette doctrine les résultats quelquefois négatifs du système restrictif ;

mais, dans ces cas, les mesures ont été, ou tardivement employées, ou appliquées sans règles scientifiques, et d'une façon incohérente. D'autres ont objecté l'immunité de pays qui ne s'étaient protégés par aucune mesure sanitaire. Mais, parce que le choléra est une maladie capable de contagion, faut-il donc qu'il y ait partout une contagion forcée?

Enfin, quelle que puisse être la divergence d'opinions sur cette question, quels que puissent être les arguments invoqués de part et d'autre, la loi de la transmission reste absolument et incontestablement établie, parce qu'elle est établie par les faits, cette partie matérielle, immuable, indestructible de la vérité, qui est indépendante de nos interprétations et et qui, aussitôt qu'elle a été, demeure éternellement.

CHAPITRE V

Des divers modes de transmission du choléra.

Nous avons établi la loi générale qui régit la transmission du choléra. Nous avons considéré dans leur ensemble des faits qui nous ont paru gouvernés par un principe commun, se retrouvant dans la marche des grandes épidémies dont l'allure étrange, inégale, nous présente, dans l'état actuel de nos connaissances, plus d'un problème difficile à résoudre.

En vertu de quelle règle, de quelle loi, le choléra sévira-t-il ici avec une redoutable intensité, tandis que là il s'arrêtera au début de ses ravages? Pourquoi ne fera-t-il que traverser une contrée, pour séjourner, pendant des années entières, dans un pays voisin? Il est de ces faits qui semblent échapper à la loi commune de transmission et s'en écarter trop complètement pour 'que nous puissions chercher à les renfermer dans des règles précises.

Les anticontagionistes se sont emparés de ces faits exceptionnels, pour essayer de fonder une doctrine générale. Nous ne discutons ici que l'interprétation donnée à ces cas ; nous sommes loin de contester, et leur obscurité, et la contradiction apparente qu'ils présentent avec les lois établies. Une critique sévère a pour premier devoir de n'admettre que des faits démontrés ; mais, par cela seul qu'elle ne dégage que des points élucidés, il arrive souvent qu'elle éclaire d'un jour tout nouveau ceux qui restaient dans l'ombre.

L'étude de la transmission du choléra se résume en deux points principaux :

1° *L'agent cholérique ;*

2° *Le milieu.*

L'*agent cholérique* ou agent de transmission du choléra a l'Inde pour point de départ; il a fait des pérégrinations nombreuses, des stations multiples; il s'est étendu et reproduit à l'infini; et de nombreux intermédiaires lui ont servi de véhicule pour le transporter dans le monde entier. Mais cet agent cholérique eût été presque impuissant, s'il n'eût rencontré un ensemble de conditions favorables à son développement. Le *milieu* est donc le complément indispensable au pouvoir de l'agent cholérique ; ce milieu favorable est constitué par certaines conditions telluriques, par l'encombrement, etc. .Nous voyons alors le fléau arriver à son apogée et produire les terribles ravages auxquels nous avons assisté.

Parmi les observations du Dr Huette, nous avons vu ce fait de l'importation du choléra dans une petite maison isolée, située à la lisière d'un bois : les habitants de cette maison sont victimes de la maladie; mais, comme il n'existe aucune communication avec les hameaux voisins, l'épidémie reste exclusivement une épidémie de maison, et s'y éteint pour n'avoir pas trouvé les conditions nécessaires à son développement. Au contraire, comment est enfantée l'épidémie de 1865 ?

Des pèlerins partant de l'Inde vont séjourner à la Mecque, ce milieu qui semble créé pour la propagation de la maladie, et de la Mecque le choléra va se répandre dans le monde entier.

Nous avons donc moins à considérer le rôle de l'*agent cholérique* que celui du *milieu* dans lequel cet agent va apparaître. M. Fauvel a exprimé cette vérité, en disant « qu'un incendie n'est pas proportionné à l'étincelle qui lui a donné naissance, mais à la combustibilité et à l'agglomération des matières qu'il rencontre ». Ainsi, ce sont quelques cas comme au Pirée, comme à Varna en 1864, comme à Constantinople en 1865, quelquefois un seul malade, comme à Altenbourg, qui ont suffi à provoquer l'explosion d'une épidémie. Nous allons d'abord considérer l'agent cholérique en lui-même, et nous déterminerons ensuite quelles sont les conditions qui constituent le milieu favorable à la propagation et à la dissémination de cet agent.

I. — De l'agent cholérique étudié au point de vue clinique. — Ses propriétés. — Son mode d'action.

1° De la transmission par l'homme atteint de choléra. — Rôle des fosses d'aisances qui ont reçu des matières cholériques.

On trouve toujours au point de départ d'une épidémie l'influence d'un homme arrivant d'un lieu infecté. L'homme est, en effet, l'agent le plus puissant de la transmission du choléra. Ce sont les matières fécales de l'homme qui sont le véhicule du miasme spécifique; cette proposition est démontrée par un grand nombre de faits. Nous verrons plus tard l'exemple d'individus contagionnés sans avoir été en rapport avec des malades. Des blanchisseuses ont pris la maladie en lavant des linges souillés par les évacuations. D'autres avaient seulement touché ces linges.

Depuis longtemps déjà Tilesius disait que le

choléra se transmet d'une manière certaine par
les fosses d'aisances, et en 1854 Acland, frappé
de ce qu'il avait observé à Oxford, considérait
les déjections comme un des agents de propagation.

Budd raconte qu'en 1854 un cholérique arriva dans une fabrique d'Angleterre : sur
645 habitants, 144 moururent du choléra dans
l'espace de cinq semaines. La maladie se développa exclusivement chez les habitants de la
maison se servant des fosses d'aisances où les
évacuations cholériques avaient été déposées (1).

Ainsi, non seulement la propagation du choléra a lieu par les matières des cholériques
qui quelquefois souillent les linges, la literie,
etc. ; mais souvent aussi le miasme se dégage
du sol, des fosses d'aisances, des cloaques,
des égouts, où ces matières ont été déposées. Il
se répand alors dans les parties environnantes,
dans les maisons les plus voisines.

L'importation par l'homme explique les premiers cas ; quant aux *foyers*, ils trouveraient
leur interprétation par le mélange des matières
cholériques avec les matières des fosses d'aisances, et par la fermentation qui est l'effet de
ce mélange (Pettenkofer). C'est par le déve-

(1) Hirsch, *Schmidt's Jahrbucher*, Band 92, p. 255.

loppement de ces foyers que nous pouvons expliquer la plus grande violence du choléra dans certains quartiers et l'immunité que d'autres points présentent. De nouveaux foyers apparaissent, et c'est ainsi que le choléra se généralise.

Dans la prison de Massachusetts (1), un prisonnier complètement isolé tombe malade. D'autres, placés dans les parties les plus différentes de la prison et n'ayant aucun rapport avec lui, sont bientôt atteints au nombre de 205. La contagion par l'homme ne pouvant être acceptée ici, la transmission a eu lieu par les fosses d'aisances.

A Saint-Pétersbourg, Riga, Mittau, Dorpat, des familles, demeurant dans certains quartiers, dont les habitants étaient morts récemment du choléra, ont été frappées (2).

Il semble même qu'un court séjour dans une habitation renfermant un de ces foyers d'infection puisse, dans quelques cas, donner lieu au développement de la maladie (3).

Dans la prison d'Ebrach (4), le choléra régna avec une grande force parmi les prisonniers; mais aucun des soldats veillant aux portes, aucun gardien ne fut atteint. Ces individus se

1) Hirsch, *loc. cit.*, Band 88, p. 280.
(2) Schmidt, *loc. cit.*, p. 80.
(3) Wurtz, *Correspondenz-Blatt*, 1855, n° 2.
(4) Pettenkofer, *Verbreitungsart*, etc., p. 126.

servaient de fosses d'aisances différentes de celles des prisonniers.

2° *De la transmission par la diarrhée cholérique.*

Un voyageur, atteint de diarrhée cholérique, passe la nuit dans une maison où il laisse le choléra avec le produit de ses évacuations. La maladie y éclate plusieurs jours après son départ.

Ce fait de transmission paraît presque identique au précédent. C'est encore par la matière des évacuations que la propagation s'est faite. La différence réside dans ce que, tout à l'heure, il s'agissait d'évacuations provenant de cholériques, tandis que dans ce cas la matière provenait d'un individu affecté simplement de diarrhée cholérique. Ces derniers faits sont maintenant en assez grand nombre.

Il y a les faits positifs de Griesinger et de Millinger; il y a le cas de Stuttgard (1), le cas du Diebuhr (2), les observations citées par Pettenkofer, Kortum, Ackermann, etc.

Je citerai encore le cas de Budd (3). Un malade atteint de diarrhée arrive au milieu de toute une population saine (dans une houillère), il meurt. Les diarrhées deviennent alors générales, et dix-sept personnes contractent le

---

(1) Kostlin, *Wurtz. med. Correspondenz-Blatt.*, 1855, n° 26.
(2) Goring, *Deutsche Clinik*, 1856, n° 10.
(3) Hirsch, *Schmidt's Jahrbucher*, Band 92, p. 256.

choléra. Le cas (1) du docteur Alexandre a aussi une grande importance.

Il n'y avait à Hamel, commune rurale à 25 kilomètres d'Amiens, aucun indice de choléra, lorsque, le 4 avril, arrive dans ce village, venant de Paris, où régnait le choléra, un soldat nommé Guilbert, atteint de diarrhée. Il est reçu dans la maison paternelle, où il reste alité pendant trois jours. Le quatrième, il se rend à l'Hôtel-Dieu d'Amiens ; le même jour, André Guilbert, son frère, qui était venu plusieurs fois chaque jour voir le malade, est atteint de choléra foudroyant et meurt en douze heures.

Sa femme meurt trois jours après. Guilbert père, qui, pendant le séjour de son fils, avait éprouvé déjà les symptômes d'une cholérine, est atteint de choléra le 11 et succombe le 15.

Un autre fils de cet homme, âgé de 17 ans, et un enfant de 4 ans, fils d'André, sont affectés de cholérine et guérissent. Le beau-père d'André, qui avait donné ses soins à son gendre et à sa fille, est atteint de choléra confirmé et guérit. Un enfant de 11 ans, qui fréquentait la maison de Guilbert et dont les parents avaient soigné André et sa femme, est frappé de choléra le 14 et meurt le lendemain.

On voit donc que la puissance propagatrice de la cholérine ou du choléra a été la même dans ces différents cas. La cholérine a engendré le choléra et réciproquement. Ce sont deux effets d'un même poison, d'une même graine qui a produit des symptômes plus ou

(1) *Gaz. méd.*, 1849.

moins intenses, suivant le terrain sur lequel elle a germé. Nous retrouvons dans d'autres maladies des phénomènes identiques. Une variole très grave peut donner lieu à une varioloïde extrêmement bénigne, et cette même varioloide, transportée sur un autre individu, peut engendrer une variole des plus sévères et même une variole noire ou une variole maligne. Comme nous l'avons dit, le principe générateur du choléra existe dans la diarrhée cholérique aussi bien que dans le choléra, de même que le virus variolique se trouve dans la varioloïde aussi bien que dans la variole.

3° *Les cadavres cholériques peuvent-ils transmettre le choléra?*

Cette question est encore aujourd'hui très discutée ; dans l'armée des États-Unis , l'épidémie aurait été propagée à toute une garnison par un cadavre importé d'une localité voisine. Mais le transport des cadavres, qui ne peut être un danger bien sérieux dans nos pays, est évidemment en Orient une des causes de renforcement des épidémies. Les Persans se rendent à leurs pèlerinages, transportant avec eux les cadavres de leurs parents dans des feutres qui laissent suinter des liquides organiques arrivés à tous les degrès de la putréfaction. D'après les documents parvenus à la Conférence de Constantinople, les pèlerins avaient toujours le choléra parmi eux quand il est apparu à Bagdad.

4° Le choléra peut-il être transmis par un individu sain?

Nous croyons que les faits qui ont été invoqués en faveur de cette opinion peuvent s'expliquer ainsi : ou les individus que l'on a crus complètement indemnes étaient atteints de diarrhée cholérique, ou ils transportaient des linges, des vêtements souillés de matière cholérique.

5° Le choléra peut-il être importé par des animaux vivants?

Les animaux sont susceptibles de contracter la maladie. Ce fait, qui résulte des expériences de Thiersch et de Chalvet, n'est pas discuté. Mais l'animal non malade peut-il devenir par son enveloppe extérieure, par sa peau, par son poil, un agent de transmission ? Il n'existe pas un seul fait pouvant appuyer cette hypothèse.

6° De la transmission du choléra par les linges, les hardes, les effets à usage.

Il faut savoir d'abord si les linges, les hardes, les effets à usage, ont été contaminés ou non par les déjections des cholériques. Cette

circonstance est capitale. Dans un cas la transmission n'est pas rare, dans l'autre il n'y a
absolument aucun danger. Depuis longtemps
déjà on avait remarqué que le choléra était surtout plus fréquent parmi les buandiers et les
blanchisseuses.

Il est également important de savoir si les
objets contaminés ont été séquestrés ou exposés à l'air. Un objet contaminé, exposé à l'air
libre pendant un certain temps, perd sa faculté
de transmission. La Conférence de Constantinople a même pensé qu'un temps très restreint
suffit pour enlever tout danger. Toutefois ce
temps, dit-elle, ne saurait être précisé, faute de
données exactes. Quand, au contraire, il s'agit
d'objets contaminés et enfermés à l'abri du
contact de l'air, le danger existe et peut se
prolonger plus ou moins longtemps, ainsi qu'il
est démontré par un certain nombre de faits.

Les exemples seraient encore plus fréquents,
si l'on n'avait éliminé les faits de transmission
observés dans un foyer cholérique. La Conférence de Constantinople a établi cette distinction; mais, malgré l'élimination légitime dont
nous parlons, elle a pu rapporter un assez
grand nombre de faits de transmission du choléra par les hardes, les linges et les effets à
usage. Nous lui en emprunterons quelques-uns:

En 1853, à Cessantes, près de Vigo, le choléra fut transmis à deux blanchisseuses qui venaient de laver du linge provenant du lazaret où la maladie existait, et alors que leur village, la ville et toute la province étaient encore indemnes.

Le premier cas du choléra observé dans le village de Moor-Monkton, à six milles de la ville d'York, eut lieu le 28 décembre 1832. A ce moment la maladie n'existait pas dans le voisinage, ni même dans aucun endroit plus près que trente milles. Le nommé John Barnes, âgé de 39 ans, laboureur, souffrait depuis deux jours de diarrhée et de crampes, lorsque, le 28 décembre, il fut pris de tous les symptômes du choléra avec état algide, et mourut le lendemain. Le malade avait été visité par deux médecins, dont l'un fit immédiatement des recherches pour arriver à la source probable de la maladie. Ses premières investigations furent vaines. Cependant la femme de John Barnes et deux autres personnes qui avaient visité le malade la veille venaient d'être prises elles-mêmes de choléra ; elles guérirent. En outre, John Foster, Anne Dunn et la veuve Breyke, qui avaient été tous en communication avec les malades, furent tous atteints d'une indisposition sévère qui fut cependant arrêtée. Tandis que les médecins cherchaient en vain à découvrir l'origine de la maladie, le mystère se révéla d'une manière inattendue par l'arrivée d'un fils du défunt. Le jeune homme était apprenti cordonnier chez son oncle à la ville de Leeds. Il informa les médecins que sa tante était morte du choléra quinze jours auparavant, et que, comme elle n'avait pas d'enfants, ses effets avaient été envoyés à John Barnes par le roulage ordinaire et *sans avoir été lavés.* J. Barnes avait ouvert la caisse dans la soirée et le lendemain il était tombé malade (1).

Simpson relate dans le même ouvrage un fait très curieux qui tendrait à prouver qu'un objet contaminé et enfermé aurait, après dix mois, communiqué le choléra. Le fait fut observé à York, en 1833, par le docteur Brown :

Une femme âgée de 67 ans était morte de choléra au mois d'août 1831. Dix mois plus tard, aux fêtes de la Pentecôte, deux nièces de cette femme étant venues visiter leur oncle, celui-ci ouvrit pour la première fois un tiroir qui renfermait, outre quelques petits bijoux qu'il offrit à ses nièces, le bonnet que sa femme avait porté au moment de sa mort. Cet homme fut pris de choléra et mourut le lendemain.

Pettenkofer relate deux faits de ce genre assez curieux :

A Lustheim, près de Munich, les premiers cas de choléra eurent lieu dans une famille de journaliers, composée du père, de la mère, d'une fille et d'une parente. Une autre fille servait à Munich. Cette dernière envoya à ses parents de la viande et les vieux habits d'une famille dont quelques personnes venaient de succomber au choléra. La viande, déjà un peu altérée, fut consommée, les habits furent portés. Le troisième jour, 21 septembre 1854, le père et la mère furent atteints

(1) J. Simpson, *Observations on asiatic cholera.* London, 1849.

du choléra et moururent. Le 22, leur fille fut attaquée.
Le 25, le fils, qui servait ailleurs, vint à la maison pour
assister aux funérailles. Il tomba malade dans l'après-
midi et mourut en cinq heures. La fille qui servait à
Munich et qui avait envoyé les effets tomba malade
le même jour et mourut aussi. Il ne survécut de cette
famille que la fille atteinte le 22.

L'autre cas, rapporté par Pettenkofer, est
le fait très intéressant de ce prisonnier qui,
transféré de la salle de police de Munich, où
plusieurs attaques de choléra avaient eu lieu,
dans la prison d'Ebrac encore indemne, y
importa la maladie, bien qu'il n'eût à son
arrivée que la diarrhée. Entré le 20 août, il
fut pris de symptômes caractéristiques le 26 et
guérit; mais son geôlier, atteint le lendemain,
mourut en quelques heures. Il s'ensuivit une
épidémie. La maladie éclate, le 28, dans la
partie de la prison réservée aux femmes et qui
est complètement séparée de celle des hommes.
Pettenkofer constata, par une enquête, que
la première femme atteinte avait été employée,
le 21, au blanchissage du linge sale quitté le
20 par le prisonnier dont il est question.

Il y a encore d'autres faits : ceux cités par
Lebert (1856), et par Pappenheim, qui tous
établissent la transmission du choléra par les
linges, les hardes et les effets à usage.

7° *Le choléra peut-il être transmis par les
marchandises?* — Quoique jamais les mar-

chandises importées de l'Inde, soit à Suez, soit
directement en Europe, n'aient transmis le choléra, cette propagation n'est pas rigoureuse-
ment impossible, et il y a une certaine catégorie
de marchandises, comme les chiffons, les
peaux, les drilles, qui, présentant dans leurs
interstices un air véritablement confiné, peuvent conserver et transporter à une grande distance les matières contagieuses dont elles ont
été imprégnées. Dans de tels cas, ces marchandises d'une catégorie particulière pourraient,
à la rigueur, devenir des véhicules du choléra.
Aussi, la commission de la Conférence de Constantinople, tout en constatant, à l'unanimité,
l'absence de preuves à l'appui de la transmission du choléra par les marchandises, a-t-elle
admis (à la majorité de 16 voix contre 6) la
possibilité du fait dans certaines conditions.
Depuis cette époque, Zehnder, délégué suisse
à la Conférence de Vienne, en 1874, a fourni
la preuve du danger des chiffons comme susceptibles de transporter le contage à des distances éloignées (1).

Nous avons cherché à démontrer comment

(1) Voyez : Procès-verbal de la Conf. sanitaire intern. de 1874,
p. 272.

La Conférence de Vienne avait pour objectif principal de reviser
l'œuvre de Constantinople. Toutes les lois fondamentales sur l'é-
tiologie du choléra y furent confirmées, pour ainsi dire, sans contestation. L'Allemagne avait pour délégués Hirsch et Pettenkofer.
J'avais été adjoint à M. Fauvel pour représenter la France à cette
Conférence.

se transmettait le choléra, et nous avons vu que toujours l'agent de transmission était la matière cholérique, qu'elle fût transmise par l'homme affecté du choléra, ou qu'elle vînt à souiller ses hardes, ses vêtements, ses effets à usage.

C'est dans cette matière cholérique que se trouve contenu le principe générateur du choléra. Ce principe ne nous est connu que par ses effets, et nous n'avons encore pu découvrir quelle est sa nature. Nous savons seulement que le principe contagieux se régènère dans l'homme par le fait de l'évolution morbide à laquelle il a donné lieu. Il se propage par des régénérations successives.

Nous essayerons de déterminer comment cette matière cholérique qui s'échappe du malade atteint de choléra, qui peut souiller ses vêtements, s'infiltrer dans la terre, va pouvoir contagionner un individu sain, et quel sera son véhicule?

Le miasme cholérique paraît volatil; il se mêle à l'air ambiant, qui semble être son véhicule principal, et il conserve toute son action dans un air confiné. Le malade cholérique constitue un centre d'émission; ses déjections, comme nous l'avons montré, sont le premier réceptacle de l'agent morbide. Dès lors, les linges, les hardes souillés, deviennent des foyers secondaires d'émission, d'où se dégagera, avec une force plus ou moindre, l'agent contagieux. Les fosses d'aisances, les égouts, les eaux, un terrain poreux, seront autant de foyers de rayonnement qui vont permettre à la maladie de se propager et de se répandre. Toutefois, l'air n'a qu'une puissance très restreinte de dissémination, et la contagion par l'air ne peut s'exercer que dans une sphère limitée. Griesinger a même essayé de formuler cette faculté de rayonnement en disant que la probabilité d'action diminue en raison directe de la distance du point d'émission. C'est évidemment une loi qui n'a de rapport avec les lois de la physique que sa formule.

D'une manière générale, le fait est vrai (1), mais il se prête mal à un énoncé aussi absolu. Jamais la puissance d'un foyer cholérique ne pourra être précisée d'une façon mathématique, et ce serait vouloir compromettre la vérité que d'essayer de légiférer en pareille circonstance.

Cette question est d'une discussion intéres-

(1) Bien que la diffusibilité de son contage rapproche l'expansion du choléra de celle de la grippe, la transmission de la maladie par l'atmosphère reste limitée à une distance très rapprochée du foyer d'émission. Alison a constaté l'atteinte de plusieurs personnes par les émanations d'un foyer de matières intestinales cholériques, dont ces personnes étaient éloignées de 20 mètres — Alison. — Étude de l'épidémie du choléra de Merviller, 1874. — Suivant L. Laveran, la sphère d'infection cholérique ne semble pas devoir dépasser la distance d'un ou deux milles.

sante au point de vue de l'établissement des lazarets. En effet, leur utilité a été contestée sous ce prétexte qu'ils pouvaient devenir des foyers cholériques pour les villes placées dans leur voisinage. Tous les faits qui ont été cités à l'appui de cette opinion sont passibles d'interprétations différentes. Toujours, dans ces cas, il y a eu des rapports, des communications, des compromissions, entre les quarantenaires ou leurs gardiens, d'un côté, et les habitants des villes, de l'autre. Mais jamais on n'a vu le principe contagieux s'échapper du lazaret, et, transporté par l'air à une certaine distance, aller infecter une ville voisine.

De même encore on a prétendu que des navires, passant près d'un port infecté, et sans avoir eu aucune communication avec ce port, auraient pris la maladie. On a cité entre autres une escadre anglaise qui, en vue de Malte, où sévissait le choléra, en aurait eu quelques cas à bord. Mais nos renseignements sur cette escadre sont très incomplets. On ne sait au juste où elle a touché, ni quelles ont été ses communications. Le fait cité par M. Marroin est tellement exceptionnel qu'on se demande si le navire n'avait point subi une contamination antérieure.

Au contraire, un nombre considérable de faits attestent que des navires ont pu passer près des ports infectés sans jamais contracter la maladie, alors qu'il n'y a eu aucune communication avec les lieux infectés. J'ai déjà cité à ce propos l'exemple de Messine et de la Sicile, qui, pendant l'épidémie de 1865, sont restées indemnes.

DU ROLE DE L'EAU DANS LA TRANSMISSION DU CHOLÉRA.

L'air n'est pas le seul véhicule du principe cholérique, l'eau est également un agent de propagation de la maladie. La matière cholérique qui existe dans les fosses d'aisances, les égouts, les terrains poreux, peut arriver à se mêler à l'eau et même à l'eau potable.

Les observations suivantes de J. Simon ont été faites en Angleterre. A Londres, il mourut 13 pour 1,000 des habitants dont les maisons étaient alimentées par l'eau du fleuve provenant du grand cloaque; puisée dans ce point, l'eau donnait 46 grains de résidu solide par gallon. Dans les autres maisons de la ville, qui, d'ailleurs, se trouvaient dans les mêmes conditions hygiéniques, la mortalité ne fut que de 3,7 sur 1,000. Mais, dans ce cas, l'eau dont on faisait usage avait été prise en amont de la ville, et elle ne donnait que 13 grains de résidu solide par gallon.

A Hallé, Delbruck a remarqué en 1866 que, dans une prison où l'épidémie avait pris un grand développement, les puits communiquaient avec les fosses. A Brachstedt, le fléau s'arrêta sitôt qu'on eut fermé un puits suspect.

Delbruck expliqua encore l'intensité moins grande de l'épidémie de 1867, comparée à celle de 1866, par cette considération que la canalisation des eaux avait été modifiée; l'eau arrivait presque pure en 1867, tandis que jusqu'à l'automne de 1866 les conduits puisaient l'eau de la Saale dans un endroit où se déversait la totalité des immondices de la ville.

Ballot a également parlé de l'influence de l'eau corrompue sur la propagation du choléra en Hollande. Il cite le fait d'une maison habitée par 24 familles; 32 individus furent atteints et 23 succombèrent. On trouva que les tuyaux de la pompe qui alimentait cette maison étaient complètement pourris. On interdit l'usage de cette eau et aussitôt l'épidémie cessa.

Ballot rapporte aussi que, dans les contrées où l'on ne boit que l'eau provenant des pluies, le choléra n'a eu que peu d'intensité. Beaucoup de commissions des villes de Hollande, Dortrecht, Rotterdam, etc., confirment l'opinion de Ballot. Dans une maison de Groningue s'alimentant à la même fontaine il y eut 24 cas de choléra. Dans les 17 autres maisons de la même rue, il n'y en eut que 4. Le plus souvent, dans tous ces cas, on constata que l'eau avait été corrompue par son mélange avec les matières excrémentitielles.

Mais un des auteurs qui ont le plus insisté sur cette question est Snow. Il a réuni un grand nombre d'observations à l'appui de son opinion. Il va même jusqu'à regarder le mélange des évacuations aux eaux des fleuves et leur présence dans l'eau potable comme le mode principal de propagation du choléra. Toutefois, si l'opinion de Snow est exagérée sur ce point, il est un autre côté de la question qu'il nous paraît avoir envisagé sous son véritable jour. On avait prétendu que dans ces cas de mélange de la matière cholérique à l'eau la propagation ne se faisait pas directement par l'absorption de l'eau corrompue, mais par des émanations provenant de la terre imprégnée de matières putrides et altérée par le séjour, dans le sous-sol des bâtiments, d'une eau corrompue : or, Snow a montré que dans ces cas les personnes atteintes n'étaient pas celles du voisinage, mais bien celles qui buvaient l'eau. Dans Broad-Street, ce sont les individus faisant usage de l'eau d'un certain puits recevant les infiltrations d'un égout qui devenaient malades. Tout le voisinage échappait à la maladie ; mais un passant venait-il à boire de cette eau, il était immédiatement atteint par le choléra.

Snow a même cité des cas dans lesquels cette eau, transportée à une certaine distance, aurait communiqué le choléra à une personne qui en avait bu. D'autres auteurs ont mentionné des faits analogues. C'est ainsi que l'histoire des puits empoisonnés, que la crédulité populaire a tant exploitée, se trouve démontrée scientifiquement à un point de vue différent. Toutefois le rôle de ce mode de propagation a été exagéré, et, s'il est quelquefois démontré par certains faits positifs, il a été fréquemment controversé.

Dressler, Fischer et Pritzbam ont examiné les qualités physiques et chimiques des eaux potables de Prague, du mois de décembre 1867 au mois de mars 1868. Voici les conclusions auxquelles ces savants sont arrivés :

On ne peut démontrer, disent-ils, une relation entre les mauvaises qualités de l'eau potable et le choléra. Dans tels endroits, riches en excellente eau de citernes et de puits, le choléra avait sévi avec intensité. Ailleurs, malgré une eau détestable, l'épidémie avait été modérée. Enfin, là où il y a eu une eau mauvaise, en même temps que de nombreux cas de choléra, on a pu constater d'autres causes adjuvantes, de telle sorte que, dans ces cas même, on ne saurait attribuer un rôle bien défini à l'influence de l'eau.

Ces conclusions ne sauraient altérer les faits démonstratifs que nous avons précédemment exposés. L'eau potable imprégnée du principe cholérique transmet évidemment le choléra. Aussi nous croyons que le mode de propagation par l'eau potable est d'une réalité certaine, mais qu'il est trop peu fréquent pour constituer un mode général de propagation, et qu'il ne forme qu'un des côtés particuliers de la question.

II. — DE L'AGENT CHOLÉRIQUE ÉTUDIÉ AU POINT DE VUE EXPÉRIMENTAL.

On a tenté sur des animaux des expériences ayant pour but d'éclairer certains points restés dans l'ombre.

Les animaux peuvent être atteints d'accidents cholériques. En 1849, un cas de choléra avait été constaté sur un chat dans les salles de l'Hôtel-Dieu. En 1865, deux moineaux élevés à ce même Hôtel-Dieu, dans la salle Sainte-Anne, furent atteints de diarrhée subite, de vomissements, de refroidissement, dès les premiers jours de l'épidémie; l'un d'eux périt. Pendant l'épidémie de 1859, des porcs qui avaient avalé les déjections de soldats campés près de Mascara furent atteints par la maladie.

Déjà, en 1839, M. Chevreul avait parfaitement posé les données du problème. Dans un rapport à l'Académie des sciences, il avait tracé la marche à suivre « pour la recherche des matières actives sur l'économie animale qui peuvent se trouver dans les produits morbides, l'atmosphère et les eaux, dans les cas d'épizootie, d'épidémie, de maladies contagieuses, etc. ».

Les expériences que nous allons relater ailleurs ont été faites par Thiersch (1), Lindsay (2), Legros et Goujon (3), Baudrimont (4). Elles ont été appréciées par le professeur Robin dans un rapport fait à l'Académie des sciences pour le prix Bréant. Guttmann et Baginsky (5) se sont livrés à des recherches du même ordre ; leurs résultats, quoique évidents, ont été moins complets que ceux de Legros et Goujon.

Les expériences faites avec des matières

(1) CARL THIERSCH, *Infections versuche an Thieren mit dem Inhalte des choleradarmes*, Munchen, 1856, in-8°, p. 1-118, et sur les principes toxiques qui peuvent exister dans les déjections cholériques. (*Comptes rendus des séances de l'Académie des sciences*. Paris, 1866, tome LXIII, p. 992.)

(2) L. LINDSAY, médecin de l'hôpital des cholériques d'Édimbourg. Transmission du choléra aux animaux. (*Gaz. hebd. de méd.* Paris, 1854, in-4°, 939 et 1044.)

(3) LEGROS et GOUJON, *Recherches expérimentales sur le choléra*. Paris, 1869.

(4) A. BAUDRIMONT, *Recherches expérimentales et observations sur le choléra épidémique*. In-8°, Paris, 1866.

(5) GUTTMANN et BAGINSKY, *Recherches expérimentales sur le choléra*. (*Centralblatt*, n° 44, et *Gaz heb.* du 22 novembre 1866.)

provenant de sujets cholériques doivent être distinguées suivant :

1° Le mode d'introduction de la matière ;

2° L'origine de cette matière ;

3° L'âge de la matière cholérique employée.

On a tenté en outre des expériences comparatives avec des matières excrémentitielles ne provenant pas de cholériques (1).

Occupons-nous des expériences de la première série.

1° *Modes divers d'introduction de la matière cholérique.*

A. — *Indroduction par la peau.*

Legros et Goujon ont inoculé des déjections ou du sérum du sang d'un cholérique. Il se produisit des phénomènes d'irritation locale, une poche plus ou moins considérable, mais pas de manifestations cholériques. En injectant une certaine quantité de ces liquides sous la peau, on constata des phénomènes identiques à ceux observés à la suite de l'injection dans les veines.

B. — *Injection dans les veines.*

Legros et Goujon injectèrent dans les veines une substance filtrée provenant de déjections cholériques.

(1) La nature parasitaire du choléra est loin d'être démontrée. On a cependant invoqué la présence d'une série nombreuse de micro-organismes (sporules de Pacini et de Klob ; cylindro-tænium de Thomé ; urocystis de Hallier) ; mais nul résultat n'a encore été obtenu dans cette direction. Les recherches, sans doute, doivent être continuées ; mais il faut bien se garder de conclusions hâtives et prématurées qui compromettraient la meilleure des doctrines.

Vingt minutes après l'injection, on observe tous les symptômes du choléra. Les vomissements se montrent, puis on voit survenir les selles caractéristiques avec débris d'épithélium ; refroidissement des extrémités, anxiété de la respiration ; suppression de l'urine (au moment du mélange du liquide de l'injection au sang, série d'efforts de déglutition).

Si l'animal est de petite taille ou de mauvaise santé, il succombe ; mais si le chien est vigoureux ou si l'on diminue la quantité du liquide injecté, l'animal résiste. Il se réchauffait peu à peu, présentait une réaction assez vive, puis le retour à la santé s'opérait rapidement ; les premières urines qui apparaissaient étaient presque toujours albumineuses.

La quantité de liquide nécessaire pour produire des accidents graves chez un chien de moyenne taille était de 30 à 35 grammes.

C. — *Injection dans la trachée.*

Dans les injections dans la trachée les symptômes sont semblables à ceux que présentent les injections dans les veines, ils sont tout aussi rapides. Seulement il faut employer une quantité de liquide un peu plus considérable, car l'animal en rejette parfois une portion. Les injections de liquide infectieux dans la trachée causent des accidents immédiats inquiétants lorsqu'ils sont déjà un peu décomposés et qu'ils ont une odeur un peu forte.

D. — *Ingestion.*

Thiersch a mêlé à la nourriture d'un certain nombre de souris de petits morceaux de papier à filtre d'un pouce carré. Ils avaient été trempés dans le liquide intestinal des cholériques, puis on les avait desséchés.

Cette imbibition a été pratiquée avec trois sortes de liquide:

1° Un liquide frais;

2° Un liquide rejeté depuis six jours et conservé à la température de 10 degrés;

3° Enfin un liquide plus ancien.

Cent quatre souris ont avalé ces fragments; celles qui ont été soumises au traitement des déjections fraîches n'ont offert aucun symptôme morbide; mais, sur 34 qui ont avalé du papier trempé dans des déjections de 3 à 9 jours, 30 devinrent malades et moururent: les symptômes qu'elles présentèrent consistèrent en selles aqueuses, disparition de l'odeur de l'urine, puis suppression de celle-ci.

Enfin quelques-unes offrirent, avant de succomber, une roideur tétanique. Il n'y eut jamais de vomissements.

A l'autopsie, on constata la congestion des intestins, le dépouillement de leur épithélium, la dégénérescence graisseuse des reins et la vacuité de la vessie.

Les papiers imbibés de déjections plus anciennes ne produisirent aucun effet.

Ces expériences, répétées par Legros et Goujon, n'ont donné aucun résultat. Ces auteurs ont cependant obtenu quelques faits positifs par l'ingestion de matières cholériques, mais en opérant avec des doses énormes. Ils ont été obligés de donner à des chiens de 250 à 300 grammes de liquide cholérique, au lieu de 30 à 35 pour l'injection dans les veines.

Si l'on se borne à faire prendre au chien un

demi-verre de liquide provenant des déjections,
il n'éprouve rien. Le suc gastrique paraît neu-
traliser l'action de la substance introduite, la
modifier, la digérer, tandis qu'en forçant
la dose, une portion du liquide peut être
absorbée sans altération.

E.

Lindsay a fait d'intéressantes expériences
qui paraissent démontrer la transmission du
choléra par les émanations provenant de déjections cholériques ou de vêtements portés
par des cholériques. Ces exhalations auraient
donné le choléra à des chiens ou à des chats,
lorsque ces animaux étaient soumis à certaines
conditions d'affaiblissement, qu'ils étaient
placés dans un espace confiné et humide.
Lindsay a décrit avec soin les symptômes et
les altérations observés sur les animaux qui
servaient à ses expériences.

2ᵉ *Origine et nature de la matière cholérique employée.*

A. — *Matières des déjections.*

Les expériences de Legros et Goujon ont été faites
avec des déjections récentes, incolores, inodores, fil-
trées. La quantité pour obtenir des accidents graves
était de 30 à 35 grammes.

B. — *Sérum du sang.*

Ce sang était retiré par la saignée. Quand on employait le sérum, l'intensité des symptômes a été très variable.

Lorsqu'on prenait du sang de cholérique au début de l'affection, les accidents étaient très marqués, le sérum possédait alors ses propriétés les plus nocives.

Le sang recueilli plus tard, pendant la période algide, provoque également des symptômes cholériques, mais d'une intensité moindre. Enfin, si le sang provenait d'un malade en réaction, les accidents étaient d'autant moins intenses qu'on s'éloignait davantage de l'époque du début.

Il eût été intéressant de pratiquer des expériences avec le liquide provenant de la sueur et le liquide baignant les séreuses ; et nous regrettons que Legros et Goujon, qui ont fait les observations précédentes, n'aient pas com blé cette lacune.

C. — *Expérience faite avec de la vapeur d'eau condensée provenant d'une atmosphère dans laquelle étaient placés des cholériques.*

Legros et Goujon ont imaginé l'expérience suivante : ils ont placé dans une salle de cholériques un ballon en verre rempli de glace et de sel, pour déterminer la condensation de l'eau qui était en suspension dans l'atmosphère de la salle. Le liquide recueilli a été injecté dans

les veines et la trachée de plusieurs chiens, et
a produit des accidents analogues à ceux du
choléra ; mais ces expériences, faites dans de
mauvaises conditions, à la fin d'une épidémie,
ne sont pas suffisamment concluantes. Les
ballons à condensation avaient été placés dans
les cabinets d'aisances contigus aux salles de
cholériques. Les injections faites avec les liquides condensés sur ces nouveaux ballons ne
donnèrent lieu à aucun résultat ; il est vrai
qu'on répandait sur le sol une grande quantité de chlorure de chaux. Ce sont donc des expériences à recommencer.

3° *Age de la matière cholérique employée.*

C'est en employant des déjections *récentes*,
incolores et sans odeur, ou du sérum retiré
par la saignée, durant la période algide, que
Legros et Goujon ont obtenu des manifestations cholériques évidentes.

Quand le liquide était ancien, coloré, des
accidents d'infection putride pouvaient se
joindre aux infections cholériques et même les
remplacer. On se rappelle que Thiersch était
arrivé à des résultats opposés.

Il avait même conclu de ses expériences qu'il
se développait dans les déjections cholériques
un principe fixe, dans l'intervalle compris entre
le troisième et le neuvième jour après leur

émission. Cet agent ou principe toxique, introduit dans l'organisme des animaux sur lesquels il a été expérimenté, a produit un mal souvent mortel, et a donné lieu à des lésions intestinales et rénales semblables à celles que l'on rencontre dans le choléra.

On voit, par la dissidence qui existe entre ces divers expérimentateurs, que l'opinion n'est pas encore faite sur les résultats différents obtenus par l'injection de la matière cholérique et sur la variation de ces accidents, suivant l'âge de la matière employée.

Arrivons à des expériences d'un autre ordre, à des des expériences faites avec des liquides non cholériques.

Expériences faites avec des liquides non cholériques.

Legros et Goujon ont injecté dans les veines de plusieurs chiens des substances putrides d'origine diverse, des liquides recueillis par la filtration de selles non cholériques, des déjections cholériques anciennes et exposées dans un vase simplement recouvert d'une feuille de papier, depuis un ou deux mois, etc.

Le plus souvent ils ont observé, il est vrai, un peu de diarrhée et quelques vomissements; mais en regard de ces points communs, comparés aux résultats des expériences précédentes, combien de différences !

Les substances putrides mêlées au sang suivent la même voie d'élimination que les matières cholériques, mais elles n'ont que ce point de ressemblance. Il y a le plus souvent des accidents immédiats (grande faiblesse et même syncope, vomissements de matières alimentaires). Quelquefois tout se borne à ces accidents immédiats, et à un frisson survenant dix minutes après ; d'autres fois, après un temps variable, mais toujours assez long, il survient de la diarrhée et un ou deux vomissements ; dans ce cas, la mort peut arriver à la suite de phénomènes fébriles qui durent plusieurs jours. S'il y a guérison, la convalescence n'est pas rapide, la sécrétion de l'urine n'est pas supprimée, elle est, au contraire, exagérée.

On ne retrouve pas ce refroidissement des extrémités qui envahit l'animal dès le début des accidents cholériques. Enfin, à l'autopsie, on constate des abcès métastatiques, des épanchements sanguins dans les organes, du pus dans les séreuses ; le sang n'est pas poisseux.

On voit donc que dans ce cas on a les accidents de l'infection putride, mais nullement ceux du choléra.

Il ressort des détails dans lesquels nous sommes entrés, que le choléra paraît se communiquer par l'ingestion ou l'injection des déjections cholériformes ou du sérum du sang des cholériques. J'ai assisté à des expériences du même ordre faites par mon ami le docteur Chalvet (1865), et je l'ai vu injecter de la matière cholérique dans les veines de rats blancs Ces injections ont été suivies de l'apparition des accidents cholériques.

Mais on ne s'est pas contenté des résultats que nous venons d'exposer ; on a voulu y trouver la base d'une théorie ; on a essayé de rechercher à quel corps pouvait être assimilée la matière cholérique, connaître la cause des effets qu'elle produisait, en un mot pénétrer sa nature intime.

C'est dans le but de résoudre cette question que Legros et Goujon ont institué la série d'expériences suivantes : ils ont injecté de 30 à 35 grammes de salive filtrée dans le sang des animaux, mais sans résultat. Ils ont alors employé la diastase végétale (1), tantôt pure et desséchée, tantôt mêlée à d'autres principes, et telle qu'on l'obtient de l'orge germée, broyée et traitée par son poids d'eau tiède. Les résultats furent alors aussi nets que possible : les animaux ont été pris d'accidents cholériques une demi-heure après l'injection de la diastase

---

(1) Les analyses de M. Baudrimont paraissent établir que le sang et les matières des déjections cholériques contiennent une substance albuminoïde qui jouit des propriétés saccharifiantes et fermentescibles de la diastase, substance provenant d'une modification chimique des principes coagulables du sang.

fraîche ; en se servant de 0,50 de diastase sèche
et purifiée, il fallut attendre une heure.

Les symptômes observés étaient exactement
pareils à ceux qu'ils avaient notés dans les injections du liquide cholérique, les lésions que
l'on trouvait après la mort étaient semblables.
Enfin ils ont répété minutieusement avec la diastase tout ce qu'ils avaient fait avec les déjections.

Les injections faites dans les veines, la trachée et l'estomac, ont présenté les mêmes par-
ticularités.

S'étayant de ces résultats, Legros et Goujon ont cru pouvoir établir que les accidents
cholériques sont dus à la présence de la diastase dans le sang, et fonder sur ce principe leur
théorie du choléra nostras, qu'ils appellent sporadique.

L'automne est l'époque ordinaire de la manifestation de cette affection : c'est l'époque où
l'on mange le plus de fruits ; ils prétendent
alors que les malades affectés de choléra nostras ont fait abus de ces fruits, ou bien ont bu
du vin nouveau ou des bières mal fabriquées.

Pour le choléra nostras, leur théorie est absolue ; mais ils éprouvent, disent-ils, « quelque
difficulté à expliquer d'une façon irrécusable le
mode d'invasion du choléra indien. » Cette
difficulté n'a pour nous rien de surprenant : la
diastase, en effet, existe partout, a existé de tout

temps, on en fait un usage constant ; et le choléra asiatique s'est montré en Europe depuis peu d'années.

Il suffit d'opposer ces deux faits pour juger cet essai de systématisation.

Il est impossible de dire que la cause du choléra soit la diastase, animale ou végétale. De ce que le principe du choléra agit à la manière d'un ferment comme la diastase, cela ne veut pas dire que ce principe soit la diastase.

L'agent cholérique a pour origine l'Inde, il est spécifique, cela est incontestable, sur ce point il ne peut y avoir de discussion ; la théorie ne doit commencer que pour expliquer le mode d'action de cet agent.

Nous pouvons conclure des développements qui précèdent que les matières cholériques renferment un ferment qui dédouble la glycose, absolument comme la levure de bière. La diastase, comme la levure de bière, injectée dans les veines, détermine des accidents fort analogues à ceux du choléra. Il paraît probable, d'après toutes ces données expérimentales, que le choléra est transmis par un agent constitué, comme paraissent l'être tous les ferments, par des germes microscopiques, susceptibles de proliférer avec une grande rapidité dès qu'ils se trouvent dans un milieu favorable.

Mais la levure de bière est un ferment gigantesque dont les éléments histologiques sont très

nettement visibles au microscope, tandis que le
ferment cholérique, s'il existe, est encore inac-
cessible à nos moyens d'exploration(1). Nous ne
pouvons donc le connaître que par ses effets, et
nous sommes obligés, comme il arrive souvent
en justice, de nous en tenir aux preuves indi-
rectes de la culpabilité.

Nous avons étudié l'agent cholérique au point
de vue *clinique et expérimental*. Nous possédons donc maintenant tous les éléments nécessaires pour élucider la question de la transmission du choléra.

En résumé, l'agent cholérique a pour véhicule l'air ou l'eau. Transporté par l'air, il peut
être absorbé par les voies respiratoires ; et c'est
ainsi que nous voyons un individu prendre le
germe du choléra, soit en vivant dans l'atmosphère d'un cholérique, soit en examinant de
trop près les matières cholériques, comme cela
est arrivé à certains médecins (2), ou bien encore en s'exposant aux émanations provenant
de ces matières ou de linges, d'effets, de hardes,
souillés par les déjections. Dans le cas où
l'agent cholérique est mêlé à l'eau potable, la
transmission a lieu par le tube digestif. En

(1) Espérons que la mission qui vient de partir pour l'Egypte,
avec des instructions de M. Pasteur, nous donnera à cet égard
une solution positive.

(2) Communication faite par Crocq, de Bruxelles, au Congrès
international de Paris, 1867.

Perse, l'eau potable est prise dans des conduits à ciel ouvert ; ces mêmes conduits servent à laver toutes sortes de linges : c'est ainsi que peut se montrer dans ce pays ce mode de transmission cholérique qui n'est que plus rarement observable chez nous.

La transmission par l'eau est beaucoup moins fréquente que la transmission par l'air ; je laisse de côté la transmission par contact, qui ne paraît appuyée par aucun fait sérieux.

L'agent cholérique abandonné à l'air libre perd bientôt sa propriété contagieuse, il s'y détruit rapidement ; son activité n'est qu'éphémère, et l'épidémie cesserait bientôt, si le germe n'était reproduit par des régénérations successives. D'autres fois, il est conservé, entretenu par la séquestration ; nous avons vu, en effet, que des objets contaminés, enfermés à l'abri de l'air, pouvaient conserver longtemps la faculté de transmettre le principe contagieux qu'ils renferment. Enfin, malgré l'activité éphémère de l'agent contagieux, on le voit s'enraciner dans un pays, y reparaître périodiquement, sans que cette persistance soit explicable par les caractères mêmes de l'agent spécifique.

III. — Influence du milieu.— Les causes adjuvantes, cosmiques ou somatiques. — Role de l'altitude. — De la nature du terrain. — Théorie de pettenkofer.—Conditions atmosphériques. — Influence des moyens de communication. — Caravanes. — Chemins de fer. —Navires. — Role des lazarets. — Loi de l'accoutumance cholérique. —Influence des armées, foires, pèlerinages. — Lois de la conférence. — De l'immunité.

Nous considérerons maintenant le *milieu* dans lequel l'agent cholérique apparaîtra, quelles circonstances accidentelles ou secondaires viendront favoriser son développement et jouer le rôle de causes adjuvantes.

Ces causes sont *cosmiques* ou *somatiques*. Elles dépendent tantôt du sol, du climat, de l'air, quelquefois de l'homme lui-même. Occupons-nous d'abord des *conditions telluriques*.

On considère, en général, que la profonde différence qui se montre dans les épidémies de choléra provient, en grande partie, de la différence des contrées où elles apparaissent ; que le choléra, s'attaquant primitivement aux localités basses, humides, ne s'étend que rarement aux points plus élevés, aux pays montagneux ; souvent même il les épargne complètement.

Les villages placés au pied de l'Elbourz
ayant été atteints à trois reprises par le choléra,
le roi de Perse, durant chacune de ces épidémies, a transporté son camp, composé de
10,000 personnes, à 7,500 pieds dans la vallée
de l'Aar, au bas du pic volcanique du Démawend.
Malgré d'incessantes communications avec les
villages infectés, le camp fut entièrement
épargné.

Farr (1) a même voulu démontrer que la
mortalité du choléra était en raison inverse de
l'élévation du sol. Il semble difficile d'ériger
ces faits en doctrine; d'ailleurs, la moins grande
fréquence du choléra sur les pics les plus
élevés pourrait bien avoir aussi cette raison,
que les points inaccessibles sont peu habités.

A Mexico et au Caucase, on a vu le choléra
régner à une hauteur de 7 à 8,000 pieds, ainsi
que sur le plateau qui sépare Chiraz d'Ispahan
(7,000 pieds).

Griesinger pense que l'influence de l'altitude
devient plus sensible dans un cercle limité.
Des exemples établissent alors l'immunité relative des localités élevées. Déjà, dans quelques

____

(1) FARR, *Registrer general's Report on the mortality of cholera in England*. London, 1852.

épidémies de l'Inde, on avait remarqué que le
choléra pouvait séjourner pendant des mois
dans les parties les plus basses, tandis qu'il
épargnait presque complètement celles qui se
trouvaient à un niveau supérieur. Cette opinion
a été justifiée en France par Fourcault,
en Angleterre par Farr, et à Munich par Pettenkofer.

Fourcault a déduit de ses recherches que,
dans les villes situées en amphithéâtre, on
pouvait distinguer trois zones : la zone inférieure,
siège principal de la maladie; la zone moyenne,
peu affectée; enfin la zone supérieure, presque
toujours indemne. A Londres, les 19 districts
de la zone inférieure subirent une mortalité
trois fois plus considérable que les 19 districts
de la zone supérieure. Enfin, à Munich, en 1854,
Pettenkofer, qui a observé cette progression et
cette décroissance, remarque qu'elles résultent
moins de l'action directe de l'élévation et de
l'abaissement, qu'elles ne sont le fait de l'humidité du sol, humidité qui s'accroît sur les
terrains déclives et s'accompagne de la décomposition des matières organiques.

L'humidité est, en effet, avec l'existence des
eaux souterraines, une cause adjuvante des
plus importantes. La crue considérable de ces
eaux précéda les deux épidémies de Munich de
1836 et de 1854; le développement de ces épidé-

mies parut coïncider avec l'époque de leur
retrait; le miasme cholérique dont le sol est
imprégné se dégage alors plus facilement ; c'est
là la cause mobile qui peut expliquer la variation
des épidémies.

Hirsch est arrivé à une conclusion identique. Dans presque toutes les contrées, dit-il,
où le choléra s'est montré à l'état épidémique,
sa violence fut beaucoup plus grande dans les
points bas et humides, tandis que très fréquemment les localités élevées furent épargnées ;
l'humidité n'est cependant pas la seule cause à
invoquer; ce dont il faut surtout tenir compte,
c'est de l'humidité compliquée de produits de
décomposition des matières animales et surtout
des matières excrémentitielles.

On a considéré un terrain disposé en enton-
noir comme favorisant l'intensité et la diffusion
du choléra. Le fait a été bien constaté par Kreu-
zer, en 1855, pour l'un des faubourgs de Vienne.
Pettenkofer, à Munich, a fait la même remarque ; mais il a surtout insisté sur l'importance
de la nature tellurique comme cause adjuvante
de la maladie. Il est parti de ce point de vue
pour fonder sa théorie devenue célèbre. Déjà,
en 1849, Fourcault(1) avait essayé de déterminer
l'influence de la composition géologique sur la
propagation du choléra. Il arriva à cette conclu-

____

(1) Fourcault, *Gaz. méd.* 1849.

sion, que son développement était favorisé par
les terrains d'alluvion, le calcaire grossier, l'argile, le sol carbonifère et la pierre de chaux ma-
gnésienne des Anglais, alors que les roches
des terrains primitifs et de transition, les cou-
ches épaisses de sable, les agglomérations de
silice et de craie, devaient arrêter sa propagation. On voit que Fourcault s'attache plus particulièrement à l'influence répulsive d'un sol
granitique, considérant toutefois un sol humide
comme un élément essentiel de transmission.

Boubée (1) et Vial (2) émirent des idées semblables.

Ce qui caractérise au contraire les recherches
de Pettenkofer, c'est que, laissant à peu près
de côté la composition *chimique* du terrain, il
s'attache surtout à ses caractères *physiques :*
sa densité, sa porosité, etc.; l'état du sous-sol
des localités et des maisons joue dans la propagation du choléra un rôle essentiel, et, de
cette cause particulière, dépend pour lui le développement d'une épidémie après une impcr-
tation du dehors; s'occupant presque exclusive
ment de l'état physique d'agrégation, de l'état
compacte o u poreux du sous-sol des maisons,
il considère que non seulement les calcaires pri-

____

(1) Boubée, *Comptes rendus de l'Académie des sciences,* 27
octobre 1854.
(2) Vial, *Gaz. hebd., Documents statistiques de Paris,* 1872.

mitifs et de transition, mais encore les formations secondaires (calcaires jurassiques), donnent l'immunité, lorsqu'elles sont exposées à l'air à l'état de roches. Au contraire, tout sol poreux, susceptible d'imbibition, pouvant s'imprégner facilement de liquide et de gaz, les terres végétales aussi bien que les terrains de sable et de silice, beaucoup de sols argileux, gras, toujours humides et entretenant sans cesse l'humidité autour d'eux, favorisent, dit-il, la diffusion des germes cholériques. Là où le sol se compose d'une roche calcaire compacte, le choléra ne devient jamais épidémique, et les quelques cas que l'on peut y observer à la suite d'importation restent stériles.

Il y a dans la théorie de Pettenkofer deux points à distinguer :

1° La nature du terrain. Le terrain doit être poreux, perméable et se laissant facilement imprégner par les liquides et les gaz; cet élément est permanent;

2° Le niveau des eaux souterraines. Ce niveau étant mobile, l'effet est variable; lorsque les eaux souterraines sont arrivées à leur maximum d'élévation, il n'y a pas décomposition des matières organiques et pas de dégagement de miasmes, par conséquent; que les eaux se retirent, que le niveau s'abaisse, la putréfaction aura lieu, le dégagement miasmatique deviendra intense, c'est à ce moment que l'épidémie atteindra son plus grand développement. Cette seconde partie de la théorie, qui est une explication ingénieuse de certains cas, semble beaucoup plus hypothétique que la première, c'est-à-dire la question de la porosité du terrain.

Cependant il y a sur le bord occidental de la mer Caspienne, dans le point où l'Araxe et la Khoura réunis viennent se jeter dans cette mer, un terrain poreux, facilement perméable aux liquides et aux gaz, et dans lequel le niveau des eaux souterraines se modifie à diverses époques de l'année. Quelquefois, en effet, ce sol est complètement baigné par l'eau, les habitants établissent des barrages, afin que l'eau débordant vienne inonder les parties voisines et laisse en se retirant un limon fertilisateur.

Or, ces régions voisines de la Perse, qui ont des communications incessantes avec elle, qui ont été la voie suivie par plusieurs grandes épidémies cholériques, n'ont pas cependant conservé la maladie. Le miasme, qui semblerait devoir se perpétuer dans ce sol qui lui est si propice, y provoquer des explosions, des efflorescences annuelles, ne s'est jamais fixé sur ces terrains. En explorant ces pays, le fait m'a été confirmé par tous les médecins et les chefs de village que j'ai interrogés avec soin, et dont la réponse n'a laissé dans mon esprit aucun doute à cet égard.

Toutefois, si la théorie de Pettenkofer n'a pas un caractère d'évidence absolu, quelques cas semblent la justifier, et Pettenkofer a réfuté d'une manière victorieuse un certain nombre de faits qui lui ont été opposés. Il rapporte entre autres l'histoire d'une localité qui semblait être bâtie sur un terrain rocheux, mais qui reposait, en réalité, sur une couche de limon. L'humidité circulait dans le sous-sol, à travers les fissures du rocher.

Berlin est bâti sur un terrain sablonneux; de 1831 à 1835, il eut dix épidémies, avec une mortalité de 12,582 cholériques (Griesinger).

Amiens se trouve dans des conditions telluriques qui expliquent la durée de la terrible épidémie qui a sévi dans cette ville.

Dans l'épidémie de Prague, en 1866, Prizbam et Robitschek ont remarqué que l'intensité et la décroissance de la maladie avaient été en rapport avec l'abaissement et l'élévation de la Moldau (rivière qui traverse Prague).

Dans le cours de l'épidémie de Halle, de 1866 à 1868, Delbruck a observé que la maladie avait épargné les quartiers exempts d'humidité, et dans lesquels l'écoulement des eaux était facile.

Hirsch confirme également l'opinion de Pettenkofer : « Il est hors de contestation, dit-il, qu'une extension épidémique du choléra n'est possible que sur un terrain poreux, perméable; qu'au contraire, un terrain pierreux, solide, ne pouvant être pénétré par l'eau, ou bien un terrain poreux, permettant l'écoulement facile de l'eau qui le pénètre, exclut l'apparition épidémique du choléra. »

Jameson au Bengale, Joung pour les montagnes de Nilgherri, Lormier, Gregor, constatent ce fait dans l'Inde. Beaucoup d'autres exemples, en Amérique et en Europe, viennent à l'appui de l'opinion de Pettenkofer. Le choléra aurait même eu une intensité plus grande le long des cours d'eau que le long des routes. Pettenkofer ajoute que cette remarque a été faite pour le Gange, l'Indus, le Don, le Volga et la Vistule (1).

En résumé, sans laisser à la théorie de Pettenkofer la valeur absolue qui lui a été attribuée par son auteur et ses compatriotes, il n'est pas douteux que les terrains poreux, perméables et humides, n'offrent des conditions des plus favorables à la propagation du choléra.

Les *conditions atmosphériques* ont un rôle moins important.

L'influence des *saisons* est cependant mani-

---

(1) Dans un travail récent (*Verbreitungsart der Cholera in Indien, Ergebnisse der neuesten œtiologischen untersuchungen in Indien*), Pettenkofer a cherché à expliquer par sa théorie le mode de propagation du choléra dans l'Inde. Réfutant l'opinion de Bryden, qui faisait jouer un rôle important à l'humidité de l'atmosphère, il insiste surtout sur l'humidité du sol.

feste; l'été se distingue ordinairement par la
violence des épidémies; l'hiver, au contraire,
paraît donner une immunité relative. L'humidité de l'air, l'état du baromètre et la direction
des vents ne jouent un rôle qu'autant qu'ils mo-
difient les conditions telluriques.

Toutefois, les *orages* ont quelquefois la propriété de donner une aggravation considérable
à l'épidémie. Il semble que, sous l'influence
d'un temps chaud et humide, les germes cholériques prolifèrent avec une très grande abon-
dance. Les orages, les vents chauds, signalent
les journées les plus néfastes. Celle du 9 juin
1849 fut remarquable par un violent orage, et
marqua le point le plus élevé de l'épidémie. Le
choléra de Marseille, en 1865, ne prit toute sa
violence qu'après un grand orage. En 1866,
nous avons pu constater à Paris cet accroissement de la mortalité à la suite d'un orage
violent. En 1865, à Solliès-Pont, à quelques
kilomètres de Toulon, un orage a produit une
aggravation sérieuse dans l'épidémie. A Amiens,
le chiffre des décès s'était considérablement
abaissé, il était tombé à 13 par jour; un orage
survient et il remonte à 30, proportion énorme
sur une population réduite à 30,000 habitants.

Les quantités plus ou moins importantes
d'ozone n'ont pas d'action sur la marche de
l'épidémie.

Arrivons aux *conditions somatiques*.

Les différences de race, de nationalité, sont sans influence aucune sur le développement du choléra. Il n'y a d'autre prédisposition que celle de la misère, de la fatigue, du refroidissement, des impressions morales dépressives , seules causes qui, en enlevant toute résistance, rendent plus apte à subir l'influence de l'épidémie.

En Afrique, aux Antilles, elle s'est abattue sur la race noire. A la Pointe à Pitre, elle a frappé mortellement 1,304 nègres, pendant que les militaires et les marins du commerce jouissaient d'une immunité absolue. Les Indiens de l'Amérique du Nord ont été cruellement ravagés par le choléra de 1833. Les Juifs, épargnés en Allemagne, ont été les victimes les plus nombreuses à Smyrne, à Alger et à Amsterdam.

La collection d'individus, l'*agglomération* joue dans la propagation des épidémies un rôle considérable.

Nous considérerons maintenant l'importance des *modes de communication* et leur degré d'influence sur la transmission du choléra. Les communications par terre ne sont pas les plus dangereuses, et la vapeur n'y a pas eu le rôle pernicieux qu'elle a offert sur les voies maritimes.

Les *chemins de fer* ne sont pas, en effet, le

théâtre de ces encombrements excessifs que l'on constate sur les navires d'Orient. Toutefois, il n'est pas impossible qu'ils ne deviennent des intermédiaires de propagation. On se rappelle le cas de l'importation d'Altenbourg, et on sait également que l'épidémie qui a sévi à Paris, en 1865, a été causée par une femme qui, partie de Marseille avec la diarrhée cholérique, a été prise de choléra à son arrivée à Paris. C'est en effet par la diarrhée cholérique que ce transport est surtout possible. La voie maritime est habituellement la source de l'importation, et c'est par les voies terrestres que s'accomplit l'expansion du mal en surface.

Le transport par *caravane* n'offre absolument aucun danger, quand l'espace à parcourir est étendu. Un grand désert, en effet, est le meilleur de tous les obstacles à la propagation du choléra. Un espace aussi considérable n'est jamais franchi par la maladie.

Les caravanes qui ont quitté la Mecque en emportant le choléra et se sont rendues à Damas n'y ont jamais transporté la maladie. La mortalité est assez considérable les premiers jours du voyage, elle va successivement en décroissant. Les individus qui font partie de cette caravane, s'acclimatant chaque jour au miasme cholérique, finissent par perdre toute faculté de réceptivité morbide, et, au bout de quinze ou vingt jours, la maladie a totalement disparu.

L'administration sanitaire ottomane a également appris à la Conférence de Constantinople que la caravane qui, de la Mecque, retourne en Égypte par Suez, n'a jamais importé le choléra en Égypte. Si, en 1831, remarque M. Fauvel, le choléra fut importé en Égypte par les pèlerins de la Mecque, il le fut par des pèlerins qui revinrent sur des navires, et non par la caravane, qui n'arriva que plus tard. Il en est de même pour les *déserts* qui séparent Bagdad de Damas et de la Mecque; et lorsqu'en 1823, et plus tard en 1847, le choléra, venant de la Perse, s'avança jusqu'au nord de la Syrie, ce fut en remontant le Tigre et l'Euphrate, et non à travers le désert.

Les *navires* sont loin de présenter la même sécurité. Là, en effet, se trouvent le plus souvent réunies les conditions d'encombrement et de confinement qui doivent faciliter la propagation de l'agent cholérique. Ces éléments n'auront pas une action redoutable si tout l'équipage, provenant d'un même lieu contaminé, a acquis l'*acclimatement* dans un foyer cholérique.

Mais, si le navire a subi un renouvellement partiel, si des hommes *neufs* sont venus se réunir aux passagers acclimatés, le germe cholérique trouvera dans ces hommes *nouveaux* un milieu favorable à son éclosion, et, aidé de certaines circonstances adjuvantes, le navire deviendra le siège d'une épidémie intense.

Le rapporteur de la Conférence de Constantinople a donné un certain nombre d'exemples semblables ; il a démontré que les observations paraissant contradictoires avaient été l'objet d'une fausse interprétation. Sur 33 paquebots à vapeur et 112 navires à voile arrivés en coutumance de choléra, en 1865, aux Dardanelles, dans l'espace d'un mois et demi, et venant pour la plupart d'Alexandrie, il n'y eut à bord, pendant la traversée, que 5 cas de mort, et environ 16 hommes atteints de la maladie, qui furent transportés au lazaret. Sur ces bateaux, il y avait un total de 5,326 hommes : on voit donc combien le chiffre des cholériques y est restreint ; c'est que les passagers étaient *acclimatés*.

Cette observation, faite aux Dardanelles, a pu être renouvelée dans tous les autres ports de l'empire ottoman. Le rapport de M. Bartoletti sur la marche du choléra de 1865 donne le même résultat. Ce savant ajoute que ce fait s'est présenté partout où sont arrivées des provenances d'Alexandrie. Quelques cas isolés seulement de choléra se sont montrés à bord des navires qui amenaient à Marseille un nombre si considérable de fuyards.

Au contraire, l'histoire de l'épidémie du choléra qui sévit à bord de la flotte française dans la mer Noire, en 1854, est un exemple saisissant de l'accroissement rapide de la maladie au milieu d'un équipage vierge d'influence cholérique.

Le choléra s'est montré sur la mer Noire, les 13 et 14 juillet, en même temps que le *Primauguet* et le *Magellan*, partis de Gallipoli.

L'importation eut lieu d'abord à Varna, d'où la maladie s'étendit à l'armée de terre.

Jusqu'au 22 juillet, en dehors de ces deux navires, la flotte, en grande partie mouillée à Baltchik, resta indemne; mais, à dater de ce jour, des cholérines et quelques rares attaques de choléra se manifestèrent sur plusieurs vaisseaux, jusqu'au 7 août, jour où la division Bosquet, en proie au choléra, vint camper à Baltchik; des communications fréquentes s'établirent entre elle et l'escadre. Deux jours après, le choléra éclatait avec une violence extrême sur les vaisseaux.

A dater du 9 août, l'épidémie prit des proportions considérables; en trois jours, elle avait atteint son maximum d'intensité, et, après dix jours, elle était terminée.

Durant cet espace de temps, les cinq vaisseaux les plus maltraités avaient perdu ensemble 456 hommes du choléra, et, en huit jours, la flotte entière, sur un effectif de 13,000 marins, comptait 800 morts.

A partir de ce moment jusqu'à la fin de la guerre, il n'y eut plus à bord de la flotte française que des cas isolés de choléra et de petites recrudescences passagères, remarquées principalement sur les navires qui transportaient des troupes non encore acclimatées.

On voit combien la différence est sensible dans les deux cas.

Mais si la mortalité est moins considérable dans le premier cas, cela ne veut pas dire que tout danger d'importation soit éloigné.

En effet, la plupart des navires partis d'Alexandrie n'ont eu, comme nous l'avons vu, que très peu de cholériques à bord ; mais ce petit nombre de malades a propagé le choléra ; ces cas isolés ont été le point de départ de l'épidémie de 1865. « Ils l'ont propagé, dit M. Fauvel, par la raison *décisive* que le choléra ne s'est manifesté que *là* où ils ont abordé. »

Cette immunité, résultat de l'*accoutumance*, se retrouve également chez les quarantenaires dans les *lazarets*. Cette observation a été très remarquable pendant l'épidémie de 1865. Un très grand nombre de personnes, en effet, fuyaient l'épidémie ; ne pouvant débarquer à cause des mesures prescrites par le gouvernement ottoman, elles étaient placées dans les lazarets, et il y avait là un encombrement considérable. Malgré cet encombrement, malgré des conditions hygiéniques contestables, il y a eu très peu de cas de choléra, et la mortalité a été très légère, parce que ces individus, fuyant des foyers cholériques, avaient déjà subi l'influence cholérique. Ils étaient acclimatés. Dans plusieurs lazarets, à Salonique, aux Dardanelles, à Trébizonde, à Beyrouth, l'encombrement a été porté à un très haut degré. A ce moment, onze lazarets ont reçu 25,819 quarantenaires. Sur ce chiffre énorme, on n'a compté que 480 attaques de choléra, et seulement 238 décès. Ajoutons même que, parmi ces attaques, un assez grand nombre ne se sont pas développées au lazaret, et que quelques individus ont été débarqués, subissant déjà les atteintes du choléra.

Le tableau suivant, dû à M. Bartoletti, précise avec plus de détails la proposition que nous venons d'émettre.

LAZARETS.	Nombre des quarantenaires.	Attaques développées avant l'entrée au lazaret.	Attaques développées dans les lazarets.	Nombre total des attaques.	Nombre des décès dans les lazarets.
Dardanelles . .	2,268	16	6	22	15
Smyrne	1,701	»	14	14	9
Salonique . . .	4,257	?	?	265	122
Volo.	2,265	5	57	62	23
Beyrouth. . . .	3,200	?	?	30	15
Chypre.	1,199	19	3	22	7
Crète	778	3	11	14	10
Benghazi. . . .	812	0	1	1	1
Trébizonde. . .	5,073	1	20	21	19
Samsoun. . . .	3,170	18	6	24	12
Bourgas	1,096	5	0	5	5
Totaux. . .	25,819	67	118	480	238

Quelquefois, contrevenant aux règlements, un individu atteint de choléra ou portant en lui le germe de la maladie viendra à communiquer avec la population voisine. Il apportera dans cette population vierge de toute influence cholérique la maladie dont il a pris le principe. Ces cas ne seront que la vérification de la loi de l'accoutumance cholérique. Ces individus qui, mêlés aux quarantenaines, n'ont provoqué entre eux presque aucun accident, peuvent, par la communication avec la ville voisine, y faire éclater une épidémie d'autant plus redoutable que les habitants n'ont nullement subi l'accoutumance cholérique.

Nous trouvons dans le rapport de M. Bartoletti un fait qui confirme parfaitement cette manière de voir ; il s'est passé aux Dardanelles.

Depuis le commencement de juillet, il y avait eu plusieurs cas de choléra admis ou développés dans le lazaret, lorsque, le 12, un soldat de garde à la porte de l'établissement est atteint de la maladie. Il est transporté à l'hôpital voisin, où il succombe rapidement.

Le lendemain, 8 cas de choléra sont constatés, savoir : 3 parmi les soldats de garde à la porte du lazaret ; 2 parmi la garnison du fort touchant à l'établissement ; 1 dans la ville, distante d'une heure de marche par terre, mais beaucoup plus rapprochée par mer, sur un garde de santé, sorti depuis deux jours du lazaret ; 1 dans un autre quartier de la ville, sur un individu qui

allait chaque jour au lazaret y vendr e des gâteaux ; et
enfin 1 sur un batelier de l'office de santé.

Tel fut le point de départ de l'épidémie, qui, sur une
population de 6,000 âmes, causa, du 12 juillet au 12 septembre, 344 décès cholériques, non compris 25 morts
parmi la garnison des forts.

Sur ce point, il n'y a pas de doute possible ;
il est évident qu'un lazaret peut être, dans les
conditions que je viens d'indiquer, une cause
de propagation de la maladie pour la ville
voisine (1).

Nous retrouvons encore la confirmation de
cette *loi de l'accoutumance* dans ce qui se passe
dans les *armées*, les *foires*, les *pèlerinages*.
Lorsque le choléra est importé dans ces grandes
agglomérations, si ces masses n'ont pas subi
l'accoutumance cholérique, l'explosion y est
rapide, la mortalité considérable; mais cet éclat
ne dure que quelques jours et la maladie cesse
bientôt.

La guerre d'Orient nous a fourni un exemple

______

(1) On a prétendu que le lazaret était un danger permanent, le
miasme pouvant être transporté par l'air, du lazaret à la ville.
M. Fauvel, qui a fait l'examen détaillé des cas où le choléra s'est
propagé du lazaret à la ville voisine, comme à Smyrne, à Chypre,
à Beyrouth, à Trébizonde, à Kustendjé, à Sulina, a montré que
presque toujours il y avait eu communication, ou bien encore
que des malades affectés de diarrhée avaient été débarqués
avant qu'on eût prescrit les mesures quarantenaires. (Voir, pour
plus de détails, le rapport de M. Fauvel p. 62.)

de la rapidité du développement et de l'intensité de la maladie au milieu de navires vierges de toute influence cholérique. Nous y trouverons encore un argument identique à propos de l'invasion de l'épidémie dans les troupes de terre :

Au commencement d'avril 1855, arrivèrent de France à Constantinople 15 à 20,000 hommes de troupes, composées en partie de la garde impériale.

Ces troupes n'avaient pas eu, pendant lenr traversée, un seul cas de choléra. Elles furent campées sur les hauteurs de Masslak, dans une situation extrêmement salubre. A ce moment on ne constatait plus dans la ville de Constantinople que des atteintes très rares de choléra. Les relevés des hôpitaux militaires français ne donnaient que 53 cas pour le mois de mars. Le relevé du 11 avril n'en signalait aucun.

En Crimée, les attaques étaient alors également peu fréquentes. Les troupes furent à peine installées à Masslak, que, dans la nuit du 14 au 15 avril, le choléra éclata parmi elles. Il s'ensuivit une épidémie assez grave.

Les armées, comme les foires et les pèlerinages, ont une double action : ce sont des foyers de renforcement, comme nous l'avons dit, mais en même temps des causes de dissémination. Les armées en marche transportent avec elles le choléra : la guerre de Pologne, en 1831, fut la grande cause de la dissémination du choléra en Europe.

La Conférence de Constantinople a formulé par des lois l'influence des *agglomérations*. Voici ces lois :

« Toute agglomération d'hommes dans laquelle s'introduit le choléra est une condition favorable à l'extension rapide de la maladie et, si cette agglomération se trouve dans de mauvaises conditions hygiéniques, à la violence de l'épidémie parmi elle ;

« En pareil cas, la rapidité de l'extension est proportionnée à la concentration de la masse agglomérée, tandis que la violence de l'épidémie est, toutes choses égales, d'ailleurs, d'autant plus prononcée que les individus composant l'agglomération ont moins subi déjà l'influence cholérique, ou en sont restés vierges, c'est-à-dire, en d'autres termes, que les individus qui ont déjà subi l'influence d'un foyer cholérique jouissent d'une sorte d'immunité relative et temporaire qui contrebalance les fâcheux effets de l'agglomération ;

« Enfin, dans une masse agglomérée, plus l'extension est rapide, plus aussi la cessation de l'épidémie est prompte, à moins que de nouveaux arrivages sains ne viennent fournir un nouvel aliment à la maladie et aussi l'entretenir. »

Nous venons de passer en revue les conditions cosmiques ou somatiques qui favorisent le développement et la propagation de l'agent cholérique. Nous avons vu qu'un sol humide, un terrain poreux, étaient les plus aptes à s'imprégner du miasme, à produire de nouvelles efflorescences épidémiques. C'est pourquoi on a observé dans certaines parties de la Russie, de l'Allemagne et de la Hongrie, de ces retours périodiques du choléra. Le terrain humide sur lequel est bâti Amiens explique aussi pourquoi le choléra a eu dans cette ville une durée aussi persistante.

Nous avons vu également que les populations misérables, n'observant en rien les lois de l'hygiène, minées par les excès de tout genre, offraient peu de résistance à la maladie et subissaient les plus redoutables atteintes du fléau.

Enfin, nous avons remarqué que le choléra sévissait surtout sur des populations vierges de toute influence cholérique, et que c'était sur ces masses non encore accoutumées que l'explosion était la plus rapide et la plus violente.

Que ces conditions soient inverses, et l'on verra l'explication de ces *immunités* permanentes ou temporaires qui, aux yeux de certains esprits, infirment la doctrine de la contagion. Que le sol, en effet, soit granitique, que le terrain soit sec, composé de roches

denses et serrées, que les infiltrations y soient
impossibles, et il y aura pour ces pays une
immunité complète ou partielle. C'est ainsi
qu'on s'explique pourquoi certaines régions de
la Suisse, les parties alpestres, ont été pré-
servées du choléra, et comment, lorsqu'il y a
été importé, il n'ait pu s'y maintenir.

Enfin, une dernière source d'immunité se
trouve dans l'accoutumance, qui, à elle seule,
comme nous l'avons vu, contre-balance les conditions funestes d'hygiène et d'encombrement.

Cependant certains faits présentent quelques
points obscurs et d'une interprétation difficile.

La ville de Lyon a montré une grande résistance au
choléra. En 1832, elle échappa complètement à l'épidémie qui ravagea la France. En 1835, elle résista également à l'épidémie qui remonta le Rhône. En 1849, une
caserne fut envahie et quelques cas de choléra se manifestèrent dans les quartiers environnants. Mais, après
trois semaines, tout avait disparu. En 1853, pendant
l'automne, le choléra sévissait dans le département de
la Drôme. La maladie apparut à Lyon, y détermina 400
attaques, 196 décès, puis s'éteignit. En 1865, il n'y a eu
que quelques cas de choléra. L'importation y a donc été
manifeste, mais l'agent cholérique n'a pas trouvé un milieu convenable pour y produire tous ses effets.
Cependant la population y est nombreuse, une partie
est ouvrière, misérable : on y retrouve donc les conditions somatiques qui devraient favoriser la propagation
de la maladie. Il est vrai que Lyon est bâti sur un sol

dense, rocheux ; mais toutes les parties du sol n'ont
point, à Lyon, une composition identique. Lyon est situé au confluent de deux fleuves, et certaines parties du
terrain sont plus poreuses que dures, et plus humides
que sèches.

Il y a donc là un fait qui paraît contradictoire
aux données généralement acceptées. Il existe
une inconnue ; mais ces faits exceptionnels ne
doivent point infirmer la vérité que nous avons
posée, et qui est étayée sur des preuves nombreuses.

Cette question de l'immunité vient d'être, de
la part de M. Fauvel, l'objet d'une étude importante (1), qu'il résume dans les propositions
suivantes :

1° Les ports de l'Inde où le choléra est endémique ne sont jamais le théâtre d'une grande
épidémie ;

2° Ce fait tient à l'immunité générale, mais
non absolue, dont jouit la population *native* de
ces ports ;

3° Cette immunité n'existe pas dans les foyers
endémiques, pour les *étrangers* à la localité qui

(1) A. FAUVEL, Acquisitions scientifiques récentes concernant
l'étiologie et la prophylaxie du choléra. — Mémoire lu à l'Académie des sciences. Paris, 1883.
Mémoire sur le choléra dans l'Inde, dans la mer Rouge et en
Europe. Acquisitions nouvelles concernant l'étiologie et la prophylaxie de cette maladie depuis les Conférences de Constantinople et
de Vienne. Lecture faite au Comité d'hygiène. Paris, 1883.

sont dans les conditions d'aptitude à contracter le choléra. Tels sont en particulier les pèlerins musulmans qui viennent s'embarquer à Bombay pour se rendre à la Mecque.

4° Les épidémies de choléra qui se développent dans les régions de l'Inde où la maladie n'est pas endémique proviennent des foyers d'endémie et sont favorisées par les pèlerinages hindous.

5° Les épidémies observées parmi les pèlerins de la Mecque se rattachent également aux foyers d'endémie cholérique.

6° Une épidémie grave du choléra confère au pays ou à la localité qui en a été le théâtre une *immunité* plus ou moins complète et plus ou moins durable dont il est impossible de formuler la loi pour l'Europe, mais qui, dans l'Inde, paraît avoir une durée de plusieurs années.

7° Dans le Hedjaz et en général dans les régions peu peuplées de l'Arabie, le choléra n'a qu'une faible tendance à se propager parmi la population autochtone.

8° Le fait d'une grande épidémie de choléra dans un pays quelconque est une *preuve* que le choléra n'y est pas endémique.

En somme, les faits nouvellement acquis à la science se rapportent à des questions d'*immunité* et les éclairent par un côté jusqu'ici méconnu.

L'étiologie et la prophylaxie du choléra en particulier peuvent y puiser des indications nouvelles.

Ces faits, d'ailleurs, paraissent être l'expression d'une loi qui embrasse toute une autre catégorie particulière de maladies pestilentielles dues à un contage et laissant après elles une immunité plus ou moins durable.

CHAPITRE VI

De l'incubation. — Sa durée. — Pendant combien
de temps un individu atteint de la diarrhée cholérique est-il apte à transmettre le choléra?

L'étude du choléra présente trois points
d'une importance pratique indiscutable :

1° Prouver que le choléra peut être importé ;

2° Préciser comment il peut être importé ;

3° Fixer la durée de l'incubation.

C'est en effet sur la connaissance approfondie
de ces trois données que doit être édifié le régime sanitaire du choléra. Nous avons déjà
essayé de résoudre les deux premières questions, nous allons maintenant nous occuper de
la troisième.

La durée de l'incubation du choléra a donné
lieu de la part de la Conférence de Constanti-

nople à beaucoup de recherches et de discussions. Possédant dans son sein des médecins de tous les pays, ayant communication des précieux documents de l'intendance sanitaire ottomane, elle réunissait tous les matériaux et toute la compétence nécessaires pour décider cette question.

Il ressort de ses travaux que, dans l'immense majorité des cas, quelques jours suffisent à l'incubation, et que parfois cette période n'est que de quelques heures. Il est facile d'observer ce fait, si l'on assiste à l'importation et au début de la maladie dans une ville ou sur un navire.

Mais la précision absolue est souvent impossible. Il faudrait, en effet, connaître le moment auquel le malade a eu une première communication compromettante avec un cholérique confirmé; avoir la certitude qu'il n'ait point manipulé précédemment des linges souillés par des matières cholériques; enfin, il faudrait ne pas avoir à tenir compte de la diarrhée cholérique, qui peut si facilement passer inaperçue, et qui cependant est apte à transmettre la maladie. On voit combien toutes ces données, nécessaires pour arriver à une solution absolue, sont complexes.

La Conférence de Constantinople a formulé ainsi sa conclusion : Dans presque tous les cas, dit-elle, la période d'incubation ne dépasse pas quelques jours. Tous les faits cités d'une incubation plus longue se rapportent à des cas qui ne sont pas concluants, ou bien parce que la diarrhée prémonitoire a été comprise dans la période d'incubation, ou bien parce que la contamination a pu avoir lieu après le départ du lieu infecté.

Voici quelques-uns de ces faits ; leur lecture et leur examen justifient les conclusions de la Conférence. Ils ont été pris à bord des navires.

En 1848, un navire chargé d'émigrants partit du Havre le 6 novembre, le choléra ne se manifesta à bord que le seizième jour de la traversée. Quand ces émigrants, au nombre de 346, Allemands pour la plupart, s'embarquèrent, le choléra ne régnait pas encore au Havre, mais plusieurs de ces individus arrivaient d'Allemagne, où la maladie existait ; il y eut parmi eux 17 attaques et 7 morts. Il est à noter qu'ils transmirent le choléra à 13 personnes de l'île Staten, où se trouvait placée la quarantaine.

A la même époque (3 novembre 1848), sur un autre navire, *Swanton*, également parti du Havre avec 280 émigrants pour la Nouvelle-Orléans, le choléra n'éclata à bord que le 25 novembre, c'est-à-dire le 23ᵉ jour de la traversée, et y occasionna 13 morts. Un certain nombre de ces émigrants venaient, comme ceux de l'autre navire, de points de l'Allemagne où régnait le choléra (1).

Les derniers faits se rapportent à l'épidémie de Gibraltar :

(1) Baly, *Report on cholera*, 1854.

Le 21 août 1865, alors que le choléra régnait dans la ville, une partie du 1er bataillon du 9e régiment, qui s'était jusque-là maintenu en bonne santé, reçut l'ordre de partir pour le Cap et fut embarqué sur le *Renown*, grand bâtiment neuf, bien aéré. Le lendemain, 22 août, un cas de choléra rapidement mortel eut lieu à bord. Le navire fut remorqué dans le courant, et comme aucun autre cas ne s'y était déclaré, il prit la mer au bout de 30 heures. Tout alla bien jusqu'au 5 septembre, mais à ce moment, après 13 jours de mer, le choléra éclata à bord et, dans l'espace de 14 jours, enleva 9 hommes, 1 femme, plusieurs enfants, ainsi que le chirurgien du navire (1).

Une telle durée d'incubation, contraire à la grande majorité des faits, ne saurait être acceptée ; les observations que nous venons de relater sont susceptibles de deux interprétations : ou bien les passagers avaient avec eux des hardes souillées de matières cholériques, placées dans un air confiné, pouvant par conséquent transmettre le choléra ; ou bien encore quelques-uns des individus embarqués étaient atteints, dès leur départ, de la diarrhée dite prémonitoire, diarrhée qui, méconnue au début, aura transmis plus tard le choléra.

Mais il est une dernière question qui a, pour la durée de la contumace, une importance presque égale à celle de la durée de l'incubation. Pen-

______

(1) Conférence de Constantinople. Rapport extrait d'une communication officielle de M. Rutherford, inspecteur de l'armée à Gibraltar.

dant combien de temps un individu atteint de diarrhée cholérique conserve-t-il le pouvoir de transmettre le choléra?

Cette question, très discutée à la Conférence, est d'autant plus difficile à résoudre que la diarrhée cholérique se sépare peu cliniquement de la diarrhée commune. Toutefois, on a considéré que la diarrhée dite prémonitoire ne dure guère généralement plus de trois jours, et que, lorsqu'elle dépasse cette limite, il est bien rare qu'elle se prolonge au delà d'une semaine; que par conséquent l'individu isolé de toute cause de contamination, et dont la diarrhée se serait prolongée plus de huit jours après son isolement, sans avoir présenté aucun signe caractéristique de choléra confirmé, pouvait être tenu comme non cholérique.

Mais cette opinion générale n'a pas été unanime; et l'on sait que Griesinger admet pour la durée de l'incubation une période beaucoup plus longue.

CHAPITRE VII

Conséquences à déduire de nos connaissances sur le choléra asiatique, et obligations qu'elles imposent aux gouvernements. — Prophylaxie.

I

IMPOSSIBILITÉ D'ÉTEINDRE ACTUELLEMENT LE CHOLÉRA DANS SON FOYER. — MOYEN DE COMBATTRE LES CAUSES ADJUVANTES. — MESURES SANITAIRES CONTRE LES PÈLERINAGES. — LE « NATIVE PASSENGER ACT ». — ORDONNANCE DU GOUVERNEMENT HOLLANDAIS.

Les conditions générales qui président à la naissance et au développement du choléra dans l'Inde nous sont encore aujourd'hui à peu près inconnues. Nous ignorons, en effet, si le cho-

léra, endémique dans l'Inde, ne s'y transmet
que de l'homme à l'homme; si, au contraire,
certains terrains ont la propriété d'engendrer
le miasme, de le conserver à l'état latent ; enfin,
si ce miasme, se dégageant à certaines époques,
reprend, sous l'influence de l'agglomération,
des pèlerinages, sa propriété fermentescible, sa
puissance d'éclosion. Nous connaissons aussi
imparfaitement la nature des terrains sur lesquels le choléra se montre à l'état endémique.

Avec des données aussi incomplètes, vouloir
éteindre aujourd'hui le choléra dans son berceau nous paraît encore presque une utopie.
Mais, si la prophylaxie du choléra ne peut avoir
dans l'Inde qu'une action limitée, si la maladie
doit trouver dans ce pays un développement
presque forcé, l'Europe, du moins, doit être absolument préservée, et c'est vers les frontières
de l'Europe que doivent être reportées toutes
les forces, toute la vigilance de l'administration
sanitaire.

La putréfaction des cadavres, la dispersion
des eaux du Gange, la destruction des anciens
travaux de canalisation, ont été invoquées tour
à tour pour expliquer la génération de l'élément
spécifique. Ce sont là, nous l'avons dit, autant
d'hypothèses qui ne peuvent élucider la question, et la cause spécifique nous est encore ca-
chée. Pour essayer d'arrêter la propagation du

choléra dans l'Inde, nous ne pouvons que combattre les causes adjuvantes.

Montgomery a suivi cette indication, et déjà en 1864 il avait institué à Conjéveran des mesures d'hygiène applicables aux pèlerinages. Ces mesures comprenaient : l'établissement de latrines temporaires, l'organisation d'un service de nettoyage et d'arrosement de la ville avec enlèvement des immondices, l'éloignement des bestiaux pendant les fêtes, l'approvisionnement de bonne eau potable. Grâce à ces moyens, il n'y a pas eu de choléra à Conjéveran en 1864 et en 1865.

Il résulte du rapport de Leith, président de la commission sanitaire de Bombay (10 mars 1866), que la même tentative a eu le même succès à Bombay. Des mesures semblables avaient été appliquées : désinfection des matières cholériques, soit par la solution de permanganate de potasse, de chlorite de zinc, d'acide carbolique, soit par de la chaux vive. Le retour des pèlerins était aussi l'objet de précautions extrêmement sages : « Campement, interdiction pour les pèlerins d'entrer dans une ville ou station militaire, s'ils n'ont pas fourni la preuve qu'ils sont exempts d'infection cholérique ; ils doivent établir qu'il n'y a parmi eux ni diarrhée, ni aucun autre indice de choléra, et que quarante-huit heures au moins se sont écoulées depuis qu'ils ont eu communication avec une personne malade de diarrhée ou de choléra (1). »

Sans doute, cette quarantaine de deux jours est tout à fait insuffisante, mais ces mesures sont déduites d'un principe sanitaire extrêmement sage. A la suite de leur application dans la présidence de Bombay, il fut constaté qu'en 1865, sur 94 lieux de pèlerinage, où s'étaient réunis de 2,000 à 50,000 pèlerins, le choléra se manifesta seulement dans deux points, et sans y occasionner de grands ravages.

La Conférence de Constantinople a insisté sur l'amélioration qui pourrait être introduite dans ces moyens, et elle s'est surtout attachée à démontrer que les mesures sanitaires dans l'Inde doivent porter également sur toutes les classes de la population. Le gouvernement anglais, qui pendant longtemps ne s'était préoccupé que de l'hygiène de ses troupes, a compris cette nécessité et commencé des travaux d'assainissement dans plusieurs villes de l'Inde.

Ainsi donc, il est nécessaire : 1° de restreindre les pèlerinages dans l'Inde, en forçant les pèlerins à établir qu'il n'existe parmi eux aucun germe de maladies contagieuses; 2° de faire appliquer dans les lieux de pèlerinage les mesures hygiéniques indispensables : désin-

(1) Voir l'annexe A, communiquée par M. Goodève (Conférence de Constantinople).

fection des matières, nettoyage des villes, etc.;
3° enfin, d'empêcher la dissémination des pèlerins, à moins que l'absence de tout accident
cholérique n'ait été absolument prouvée.

Ces réglementations diverses ne doivent être
que le complément de la loi fondamentale; il
s'agit de la prudence qui doit régir le départ.
Il faut ici la surveillance la plus rigoureuse :
interdiction formelle de transporter aucun malade; certificat attestant que chaque pèlerin
subvient à ses frais de voyage; l'encombrement sur les bateaux sévèrement défendu;
enfin les compagnies seront responsables de
toute atteinte portée aux règlements.

Le *Native Passenger Act* (1), promulgué par
le gouvernement de l'Inde en 1858, a formulé une
partie de ces lois. Mais le *Native Passenger
Act* n'est applicable qu'aux navires portant
pavillon anglais ; de plus les navires anglais
partant d'un port étranger n'y sont pas assu-
jettis. Il n'est rien dit de l'état sanitaire des individus à embarquer. Les mesures que peuvent
nécessiter les conditions sanitaires du navire
à son arrivée ne sont même pas mentionnées

M. Fauvel, qui signale ces lacunes importantes, ajoute que le *Native Passenger Act*
ne s'applique qu'aux conditions d'hygiène et de
navigabilité des navires, et qu'il ne saurait

(1) Voir annexe B (Conférence de Constantinople).

exempter chaque navire partant de l'Inde, comme de tout autre pays, d'être muni. d'une patente de santé, constatant l'état sanitaire du point de départ et le nombre des personnes embarquées, patente qui serait visée dans les ports de relâche, conformément aux règles adoptées en Europe. Quoi qu'il en soit, le *Native Passenger Act* est un document de valeur, qui, amélioré, rendrait les plus grands services.

Malheureusement, nous avons acquis par des faits récents la conviction que les précautions édictées par la loi anglaise, à l'égard des navires partant de l'Inde, ne sont pas exécutées, et qu'ainsi, par exemple, le nombre des personnes embarquées est toujours supérieur à celui déclaré dans *la patente*. De cette façon, on a pu dissimuler les cas de mort pendant la traversée. C'est ce qui eut lieu pour les navires prétendus indemnes de choléra, venant de Bombay à Aden, et qui cependant avaient eu des décès cholériques. Les rapports du Dr Duca, médecin de la quarantaine de Camaran, ne laissent aucun doute à cet égard. Il résulte même des dépêches de nos consuls, que souvent les navires ne sont pas visités au départ.

Le gouvernement hollandais, cherchant à réduire le nombre toujours croissant des pèlerins qui, de ses possessions, se rendent à la Mecque, a également établi un règlement dont les résultats pourront être très précieux à l'avenir (1).

II

LE CHOLÉRA QUITTE L'INDE PAR DEUX VOIES. — ROUTE DE TERRE. — VOIE MARITIME. — POINTS A DÉFENDRE.

1° *Afghanistan. — Hérat. — Turkestan. — Conquête russe. — Son influence dans l'avenir.*

Nous avons vu le choléra, à son départ de l'Inde, suivre tour à tour la route de terre et la voie maritime. Nous avons insisté déjà sur cette idée, si éminemment pratique, de placer les postes sanitaires aussi près que possible du point de départ. Nous avons invoqué à l'appui de notre opinion et l'efficacité des quarantaines, lorsqu'elles ont été placées dans un point déterminé, sur une route stratégique, et les résultats déplorables de 1830-1832, alors que les cordons sanitaires ont été institués au milieu de populations denses et au centre de l'Europe. Les points à défendre, ceux qui doivent être en quelque sorte fortifiés contre la maladie, sont les points limitrophes de l'Inde, d'un côté ; de l'Asie et de l'Europe, de l'autre.

(1) Voir annexe C (Conférence de Constantinople).

Les mesures prophylactiques contre l'importation du choléra en Europe reçurént à la Conférence de Vienne une entière approbation. Les dissidences commencèrent seulement à se montrer quand il fut question de réglementer la prophylaxie quarantenaire en Europe lorsque le choléra y a fait invasion.

Mais revenons à la défense des frontières de l'Europe et occupons-nous d'abord de la voie de terre.

L'Inde communique avec la Perse à l'ouest, et le Turkestan au nord-ouest, par des routes qui toutes traversent l'Afghanistan ; le pays du Béloutchistan, qui est plus au sud, n'étant constitué que par de vastes déserts. Ces routes, peu fréquentées, semées d'accidents de terrain, passent par Caboul et aboutissent à la célèbre ville d'Hérat. Tel est l'itinéraire qui a toujours été suivi par le choléra. Cependant, les obstacles naturels qui s'y trouvent le rendent d'une défense aisée. Mais, dans ces pays sauvages, l'initiative d'un système sanitaire ne pourrait appartenir qu'au gouvernement anglais dans le Pendjab.

C'est d'Hérat que le choléra va se répandre dans toute la Perse ; il gagne d'abord Mesched, lieu saint, qui, envahi par la foule des pèlerins persans, va devenir un foyer de renforcement et de dissémination de la maladie. De Mesched, le choléra peut gagner la Perse et s'étendre aux provinces du Nord. Nous l'avons vu en 1829, envahissant le Turkestan, traverser les régions immenses qui s'étendent à l'est de la mer Caspienne, parvenir jusqu'à Orenbourg et ne s'éteindre ainsi qu'aux portes de l'Europe.

Ces steppes immenses, en effet, qui s'étendent sous le nom de Turkestan, dans la partie correspondant à l'ancienne Bactriane, entre la Chine à l'est, la mer Caspienne à l'ouest, le cours du Syr-Daria, celui du Tschou et les monts Tiang-Shan au nord, la vallée de l'Etrek, celle du Nari et la chaîne de l'Indou-Kouh au midi, d'où, d'après certains auteurs, sont parties jadis les colonies aryennes pour aller peupler, les unes l'Europe, les autres la péninsule de l'Inde, sont habitées par des populations sauvages, presque féroces, que quelques voyageurs intrépides ont seuls pu visiter (1).

Des hordes sauvages, nomades, le plus souvent pillardes, continuellement en guerre entre elles, parcourent plutôt qu'elles n'habitent ces plaines désertes, dans lesquelles s'élèvent au printemps des herbes gigantesques. Mais cette contrée, couverte à l'ouest, en grande partie, de sables (Kûm) qui la transforment en désert

(1) Voir, pour ce pays, *Voyage d'un faux derviche à travers l'Asie centrale*, par Arminius Vambéry; les récits des Anglais Burne et Wood. Voir aussi le *Voyage dans l'Asie centrale*, par Basile Vereschaguine.

et en steppes, là où les eaux ne peuvent féconder la terre, change d'aspect à partir de la rive droite de l'Oxus (Amou-Daria). Le terrain s'élève, la verdure apparaît avec les eaux ; aux collines succèdent les montagnes ; celles-ci, atteignant bientôt les hauteurs des neiges éternelles, forment enfin cet immense plateau de Bolor, dit le Toit du Monde, qui sépare le Turkestan chinois du Turkestan indépendant. De ces montagnes coulent une quantité de fleuves et de rivières : le Syr-Daria (Jaxartes) et l'Amou-Daria (Oxus) portent leurs eaux à la mer d'Aral. Grâce aux eaux de ces fleuves, les pentes des montagnes, comme le fond des vallées, sont couvertes d'une végétation luxuriante. C'est dans cette région fertile qu'existent les villes de Boukhara, Samarkand et Khiva. Les caravanes qui se rendent de Boukhara à Orenbourg mettent deux mois à franchir ces routes désertes, au milieu desquelles elles abandonnent leurs compagnons atteints d'affection contagieuse. Nous n'avons donc eu que peu à redouter jusqu'ici la transmission des épidémies par les Turcomans. Mais la conquête russe va bientôt imprimer à ces contrées une transformation absolue.

Dans ces pays, c'est la résistance de la nature seule qui compte, celle des hommes étant considérée comme presque nulle. Des troupes, ou plutôt des hordes de dizaines de milliers

d'hommes prennent la fuite devant deux canons.
Ce n'est plus maintenant la possession du bas
Oxus qui est en question pour les Russes,
mais celle de son cours supérieur. La Russie
deviendrait alors maîtresse de Balk, dont la
situation entre l'Afghanistan et le khanat de
Boukhara fait l'entrepôt du commerce des deux
pays. Sa possession et celle de Koundouz et
de Badaschan placeraient la Russie aux portes
de l'empire britannique et du bassin de l'Indus.
Elle commanderait la meilleure route peut-être
qui puisse la conduire sur l'Indus, celle qui
d'Asterabad se dirige sur Mesched, Hérat,
Caboul et Peschavour; toutes les voies de
communication qui conduisent de la Sibérie en
Perse et dans l'Afghanistan seraient entre ses
mains; grâce à sa flotte, elle domine déjà la
mer Caspienne.

Les Russes tendent évidemment à faire de
l'Oxus ce que les Anglais ont fait de l'Indus, et
ces deux grandes voies de communication, ces
deux grands canaux par lesquels la civilisation,
à la suite des relations commerciales, revien-
dra aux points où elle a déjà régné, seront sans
doute, avant longtemps, reliés l'un avec l'autre,
et avec la mer Caspienne et la mer Noire. Le
gouvernement russe devra alors instituer des
mesures sanitaires sérieuses, et de nombreux
postes devront être établis, comme dans le Cau-

case, pour protéger l'Europe contre cette voie nouvelle ouverte à l'invasion épidémique.

2° *Perse.*

La Perse, comme nous l'avons vu, peut être envahie et par la voie de terre (Mesched et Hérat), et, au sud, par le golfe Persique. Ce pays joue dans l'histoire du choléra un rôle si important que nous devons entrer dans quelques développements.

« L'esprit des Persans, depuis mille ans jusqu'aujourd'hui, est coulé dans le même moule... Leur médecine, leur hygiène est la même qu'on enseignait en Europe il y a 300 ans. Comment s'étonner que la Perse se montre si réfractaire aux connaissances et aux principes scientifiques nouveaux (1)? »

Telle est l'opinion émise sur la Perse par un homme qu'on n'a jamais accusé de partialité contre le gouvernement persan.

En effet, l'habitude d'universelle obéissance a laissé dans la Perse, comme dans tout l'Orient, une civilisation immuable. Les vêtements, dit Montesquieu, y sont tels qu'il y a mille ans, « les mœurs n'y sont pas plus changeantes, » et la supertition, aujourd'hui encore, y est telle,

(1) Tholozan, rapport au roi de Perse (1869).

que le schah, voulût-il même tenter quelque réforme fondée sur un principe scientifique, s'exposerait à échouer contre les préjugés religieux des mollahs.

Dans toutes les grandes choses qui constituent la vie des peuples, le génie oriental est resté en arrière des besoins et des destinées du genre humain.

L'homme n'est compté pour rien en Orient.

La religion lui conseille surtout le mépris de lui-même ; la politique lui impose la servitude et prodigue sa vie ; l'art même ne lui donne point de place et lui fait un rôle inférieur dans ses productions.

La Perse n'avait aucune industrie particulière, et, quant à la science médicale, nous ne voyons autour des rois de Perse que des médecins étrangers.

Vingt-deux ouvrages de médecine, les uns persans, les autres, en plus grand nombre, arabes, existent en Perse. On y trouve quelques chapitres consacrés à l'hygiène.

Le premier en date et le plus important de ces ouvrages est le *Canon* d'Avicenne. Il a servi de guide aux écrivains persans venus après Cheik al Reiss (1).

---

1) D'autres ouvrages, n'ayant aucun caractère didactique, sont présentés sous la forme de conseils. Parmi ces ouvrages populaires les plus intéressants sont : *Jad-al-mossaferine* (la provision

Certains usages, certains préceptes populaires, qui sont en rapport avec le climat et les mœurs du pays, subsistent en Perse : ainsi, cet usage invétéré de l'émigration annuelle vers les montagnes aux approches de la saison chaude ; le soin ingénieux que les Persans mettent à pourvoir à la conservation et au bon marché de la glace.

Mais à côté de ces quelques pratiques heureuses, que de funestes coutumes, et quelles lacunes dans l'hygiène !

Les eaux ont en Perse une double origine : les unes sont le résultat des pluies équinoxiales (l'absence de ces pluies depuis plusieurs années a causé la sécheresse et la disette dans le pays) ; les autres proviennent des montagnes, elles circulent à grande distance dans des conduits à ciel ouvert. Il n'existe guère d'eau potable distincte de cette eau, et c'est dans ces mêmes canaux que les habitants viennent laver leur linge, leurs hardes, etc. ; ces conditions sont semblables pour toute la population.

Une boue noire, composée d'argile et de matières organiques en décomposition, se rencontre au fond des rares réservoirs d'eau potable.

du voyageur) et *Rassaleh-Zahabièh* (le livre d'or). — Ce dernier ouvrage est attribué à l'iman Rèza, et aurait été écrit il y a environ 1,050 ans. (Tholozan.)

Il existe bien en Perse un certain nombre de
bassins dont les bordures en marbre offrent
une grande élégance, dont l'eau d'une trans-
parence limpide se renouvelle sans cesse ; mais
ces réservoirs, placés au milieu de jardins dé-
licieux, sont le privilège exclusif des palais
du schah.

Abordons maintenant la question des sépultures, des transports de cadavres, des pèlerinages.

Les sépultures sont permanentes ou temporaires ; dans le cas de sépulture permanente
même, on ne creuse pas de fosse et les corps
sont placés superficiellement.

En 1869, alors qu'une épidémie de choléra
était à peine éteinte à Téhéran, j'ai vu, aux environs de cette ville, de légères saillies de terre,
recouvrant imparfaitement des corps qui avaient
été déposés là depuis plusieurs jours. Les lieux
consacrés, non pas à la sépulture, mais au dépôt temporaire des cadavres, se nomment *amonets*. Là, le corps en décomposition répand
dans l'atmosphère des miasmes putrides. On
peut voir de ces amonets à Iman-Jadeh-Zeid
et à Iman-Jadeh-Ismael, et un plus grand nombre encore à Chah-Abdoluzim, non loin de la
ville. Les restes des défunts sont enfin transportés par leurs parents dans leurs pèlerinages, pour recevoir la sépulture définitive

près des tombeaux des grands imans vénérés des Schiites, à Kerbellah, entre autres.

On comprend le double danger qui se produit pendant la durée de cette sépulture, soit au moment de l'exhumation, soit au moment de la translation des corps (1), lorsque ces cadavres recemment exhumés, enveloppés dans des feutres d'où suinte la matière organique, exhalent des miasmes infects au milieu des pèlerins (2); et chaque fois qu'un pèlerin succombe durant ce trajet, son corps est ajouté à ceux de ses compagnons. C'est ainsi que la caravane, en outre mal nourrie, se trouve dans les plus terribles conditions de réceptivité morbide. Pendant le mois de moharem, les Persans affluent quelquefois au nombre de 60,000 auprès de Bagdad, à Kerbellah, lieu vénéré des Schiites. La plupart des caravanes viennent converger à Kirmanschah, ville située à une petite distance de la frontière ottomane.

L'énumération des coutumes persanes montre assez quelles profondes reformes devraient être introduites dans ce pays. Le système sanitaire devrait, comme l'a proposé la Conférence de Constantinople, être institué sur le

(1) M. Tholozan demande avec raison qu'un agent sanitaire préside à ces formalités, et qu'un droit assez élevé soit prélevé sur ces translations.

(2) Les cadavres ne pourraient être transportés sans péril que par les procédés modernes, qui les rendent imputrescibles, renfermés dans des cylindres de terre cuite, vitrifiés à l'intérieur et scellés hermétiquement.

modèle de celui de l'empire ottoman ; être composé comme lui d'une administration centrale appuyée par un conseil de santé mi-partie européen, et ayant sous sa direction des offices sanitaires disséminés sur les points importants du pays.

Ces points à défendre sont surtout : Mesched, Kirmanschah et Tauris : Mesched, lieu de pèlerinage si dangereux, dont l'invasion compromet la Perse entière ; Kirmanschah, point où convergent les caravanes qui se rendent à Kerbellah ; Tauris, enfin, centre commercial si considérable, et d'où partent deux grandes voies qui se dirigent, l'une vers les provinces russes transcaucasiennes, l'autre vers Trébizonde. Si l'état de dénuement du trésor persan ne permettait pas l'établissement de ces offices sanitaires, l'Europe, en instituant dans ces postes des médecins de chaque pays, rendrait un service immense à l'hygiène internationale. La Perse, si admirablement située sur le plateau de l'Iran, deviendrait, grâce à cette organisation sanitaire, aussi salubre qu'elle l'était à son origine.

M. Tholozan conseille l'interruption complète des communications avec Jezd, province formant une espèce d'oasis entourée de déserts de tous côtés : il dit qu'en 1860 et 1861 le choléra vint de cette province; il conseille également l'interruption complète des communications avec l'Afghanistan et surtout la suppression des pèlerinages, en cas d'épidémie cholérique dans ce pays (on sait que l'épidémie redoutable de 1845-1846 vint de l'Afghanistan). Toutefois il remarque que sur la frontière orientale de la Perse il y a beaucoup de nomades : les Hézarches et d'autres tribus, populations qui se prêteraient mal aux mesures restrictives et pourraient rester un intermédiaire de diffusion du choléra. Quant aux ports du golfe Persique, M. Tholozan conseille, si le choléra se montrait à Bassorah ou à Maskat, de prescrire une quarantaine de quinze jours au moins, à tous les navires arrivant des ports de l'Inde, qui sont presque tous des sources ou des foyers d'émission cholérique (1). Ces conseils ne devraient pas rester à l'état virtuel. Il faudrait les faire prescrire et surtout les faire exécuter.

En résumé, la Perse doit être défendue, à l'est, du côté de Hérat et de Mesched, et au sud, du côté du golfe Persique. Il serait utile d'installer sur le littoral de ce golfe, notamment à Bender-Abas, en s'entendant avec l'Iman de Maskat, à Bender-Bouchir et à Mohammerah, un service sanitaire.

3° *Frontière russo-persane. — Mer Caspienne.*

Le choléra est en Perse ; il faut défendre

(1) La Conférence de Constantinople avait déjà précédemment formulé toutes ces indications.

les frontières qui sont limitrophes de la Perse,
c'est-à-dire la Russie, la Turquie, la Boukharie.

Le premier de ces pays est de beaucoup le
plus important.

Plusieurs routes font communiquer la Russie
et la Perse : l'une suit le littoral de la mer Caspienne ; une autre va de Tauris dans les provinces caucasiennes, par Natchischevan. Jamais le choléra n'a été de Perse en Russie par
cette route ; une fois, en 1847, il l'a suivie pour
repasser d'Érivan en Perse. Mais la route de
beaucoup la plus intéressante est celle qui suit le
littoral de la mer Caspienne. C'est par elle qu'en
1823, en 1830, en 1847, le choléra est allé de
Perse jusqu'à Astrakan, et en 1830 et en 1847
a donné lieu aux épidémies redoutables que l'on
connaît.

La protection de la Russie contre le choléra
venant de Perse doit être examinée successivement du côté de la terre et du côté de la mer(1).
Occupons-nous d'abord de la défense par terre.

La frontière qui sépare la Russie de la Perse
présente successivement de l'ouest à l'est : 1° une
série de montagnes dont les pieds sont baignés

____

(1) Ces détails sont extraits presque textuellement du rapport
que j'ai adressé à M. le ministre du commerce, au retour de la
mission sanitaire (en Russie et en Perse) qui m'avait été confiée.
Voir le *Journal officiel*, 10 juillet 1870, 1ʳᵉ partie, § 5 ; et *Recueil
du Comité consultatif d'hygiène publique*.

par l'Araxe, qui sert de frontière ; 2° un terrain assez plat, mais le territoire persan est encore séparé du territoire russe par l'Araxe; 3° plus loin ce sont les mêmes steppes, mais l'Araxe a continué son trajet vers le nord, et la frontière est tout à fait artificielle, ce sont les steppes du Mougan, parcourus continuellement par des nomades persans qui (ils ont ce droit d'après les traités) viennent camper l'hiver sur le territoire russe ; 4° une dernière partie allant du nord-ouest est constituée par des montagnes très élevées qui, depuis Belasouvorx jusqu'à la frontière, vers Astara, vont en se rapprochant de la mer. L'espace qui existe entre ces montagnes et la mer est, au niveau de Lenkoran et d'Astara, de 12 à 15 verstes.

La première partie est facile à défendre, et les Russes ont établi des quarantaines à Scharourx, Djoulfa, Natchischevan (sur la grande route qui va de Tébris à Tiflis), à Ordobat, à Djebraïl. Ces points sont bien choisis, mais il est bien entendu que l'on doit avoir là des quarantaines réelles.

La seconde partie est d'une observation plus difficile; toutefois, le cours de l'Araxe peut être utilisé, les difficultés sérieuses n'existent que pour les steppes du Mougan ; mais comme l'espace à défendre n'est pas bien étendu (40 à 50 verstes environ), comme les Russes ont sur toute cette frontière des postes de Cosaques, la

défense est loin d'être impraticable. Remarquons encore que les incursions des nomades ne se font que pendant l'hiver, moment ou le choléra est assoupi en Perse. Enfin, ajoutons que les assurances les plus formelles nous ont été données sur l'arrêt de ces incursions, si les régions voisines étaient le siège de manifestations cholériques.

Dans la dernière partie, ai-je dit, de Belasouvorx à Astara, il y a une couronne de montagnes qui vont successivement en s'abaissant jusqu'à la mer, en laissant entre les dernières collines et la mer un espace peu étendu. Ces collines sont boisées; en se relevant, elles restent des forêts et ce n'est qu'à une très grande hauteur que le bois disparaît et qu'elles sont tout à fait dénudées. L'espace entre ces forêts et la mer est d'autant plus facile à surveiller qu'il y a seulement deux routes : une de Lenkoran à Salian, et une de Lenkoran à Belasouvorx, (d'Astara à Lenkoran, il n'y a qu'une route.) J'ai décrit ailleurs (2) ce pays; j'ai insisté sur les marais qu'il présente. Les montagnes sont d'un accès difficile ; une caravane ne pourrait guère les franchir ; elle n'est praticable que pour quelques contrebandiers, qu'il serait, il est vrai, très difficile d'empêcher de circuler. Pour toutes

(1) Voir le rapport sur ma mission en Russie et en Perse, 1ʳᵉ partie, §1.

ces raisons, Belasouvorx doit être attentivement surveillé ; les Russes y ont établi une quarantaine ; il en est de même d'Astara, sur lequel je vais revenir.

Abordons maintenant la question maritime. Toute la navigation qui a pour origine le littoral persan, qu'elle vienne de la côte d'Asterabad, de l'île d'Aschouradey, de la ville de Sari, de Recht par Enselli, toute cette navigation, dis-je, a pour objectif possible et même à peu près forcé la côte occidentale de la mer Caspienne, c'est-à-dire Astara, Lenkoran, Bakou, Derbent, Petrowskaja et enfin Astrakan. Dans tous ces ports, donc, on doit établir une quarantaine. Aucun ne doit faire exception, puisque partout on peut débarquer ; mais il est entendu que les établissements quarantenaires ne doivent pas être mis tous sur le même plan, ni avoir partout la même étendue. Dans cette appréciation, on doit tenir compte de l'importance de la navigation, du caractère de ville frontière, mais surtout des conditions de salubrité que présente la ville et des sûretés qu'offre le port.

Sans doute Astara, qui est la frontière de la Russie et de la Perse, qui est l'aboutissant d'une partie de la voie maritime et de plusieurs routes de terre, devrait avoir à cet égard la première place. Mais il est deux circonstances qui empêchent de faire d'Astara un établissement quarantenaire de premier ordre : ce sont d'abord les mauvaises conditions hygiéniques, l'humidité permanente et une nature de terrain bien propre à perpétuer les infections cholériques ; en second lieu, Astara n'a pas un port sûr. On ne doit donc y établir qu'un établissement secondaire pour arrêter le choléra par terre et pour certaines provinces maritimes exceptionnelles. Les mêmes observations d'insuffisance de port et de mauvaises conditions telluriques s'appliquent à Lenkoran.

C'est au contraire avec raison que le gouvernement russe a choisi Bakou pour le grand établissement quarantenaire de la mer Caspienne : excellent terrain, port commode, dans lequel on peut mouiller et débarquer par tous les temps, installation facile d'une quarantaine à une certaine distance de la ville ; telles sont les raisons qui doivent faire préférer Bakou à tout autre port de la mer Caspienne.

Ainsi donc, qu'une épidémie éclate sur le littoral persan de la mer Caspienne, que les bâtiments qui ont cette provenance soient infectés ou seulement suspects, Astara et Lenkoran doivent être mis en interdit, le bâtiment doit passer outre et aller purger à Bakou sa quarantaine. Mais il est nécessaire, pour que ces précautions soient observées, que des postes de surveillance soient établis le long du littoral, de

façon à pouvoir empêcher au besoin le débarquement des bâtiments qui seraient tentés d'en-
freindre les prescriptions réglementaires. Cette
organisation serait d'autant plus exécutable
qu'il n'y a sur la mer Caspienne que des bâtiments russes.

Il est bien entendu que, malgré cet établissement général de Bakou, on devrait avoir dans
tous les autres ports russes un service quarantenaire, moins important sans doute, pour les navires qui, par des raisons variées, n'auraient pas
fait à Bakou la quarantaine nécessaire. Ainsi,
outre Astara, qui, par sa position de ville frontière,
mérite, comme je l'ai déjà dit, un établissement
d'observation, des quarantaines secondaires devraient être établies à Lenkoran, Derbent, Petrowskaja. Il faudrait que, dans ces divers ports,
des médecins, créés *ad hoc*, ne permissent le
débarquement qu'après avoir apprécié le *visa*
de la patente. Cet examen devra toujours se
faire, qu'il y ait ou qu'il n'y ait pas menace
d'épidémie.

Reste Astrakan, que je n'ai pas voulu confondre avec les autres ports, parce qu'il ressort
du gouvernement de Saint-Pétersbourg, et pour
insister sur la nécessité qu'il y a à fonder dans
cette ville, ou plutôt dans son voisinage, un établissement quarantenaire. Astrakan, ai-je dit,
est l'aboutissant d'une grande partie de la navigation de la mer Caspienne ; de plus, beau-

coup de bâtiments peuvent se rendre à Astrakan sans passer par les ports intermédiaires. Il est donc de la dernière inportance d'y instituer une quarantaine. Il faut aussi, dans tous les cas, y organiser un service sanitaire, quand même il n'aurait pour fonction que de vérifier si le bâtiment qui arrive a suivi les prescriptions réglementaires et peut recevoir la libre pratique.

4° *Frontière turco-persane. — Boukharie.*

La ligne à défendre part de Bayazid, au nord (1), au point de jonction des territoires russe, persan et turc, et va jusqu'au fond du golfe Persique.

Je ne reviendrai pas ici sur les mesures nécessaires du côté de la Boukharie. Je les ai discutées à propos de l'invasion de Hérat et de Mesched ; j'ai dit alors que cette protection allait bientôt incomber complètement au gouvernement russe.

Ici s'arrêtent les mesures générales constituant le système de défense de l'Europe ; car, lorsque le bassin de la mer Noire est envahi, lorsque la Russie, l'Allemagne, sont le siège

(1) En cas d'envahissement des provinces du Caucase, la ligne devrait partir de Batoum. Voyez, pour les détails (Fauvel, Rapport sur l'organisation des quarantaines en Turquie, in *Recueil du Comité consultatif d'hygiène publique*).

d'épidémies cholériques, les mesures restrictives, employées partiellement, deviennent d'une application plus difficile et d'une efficacité moins absolue.

III

OBSTACLES A OPPOSER A LA MARCHE DU CHOLÉRA PAR LA VOIE MARITIME. — LA MER ROUGE, PREMIÈRE LIGNE DE DÉFENSE. — ÉTABLISSEMENT D'UN SERVICE SANITAIRE SUR LE LITTORAL DE LA MER ROUGE. — L'ÉPIDÉMIE SE DÉCLARE A LA MECQUE, QUELLES SONT LES MESURES A PRENDRE ? — ENFIN LE CHOLÉRA A GAGNÉ L'ÉGYPTE, QUE RESTE-T-IL A FAIRE ?

Les épidémies de 1823, de 1830 et de 1847, nous avaient accoutumés à la marche lente, aux étapes successives du choléra suivant la route de terre. En 1865, nous le vîmes, envahissant pour la première fois l'Europe par la voie maritime, fondre brusquement sur nous, tandis que nous parvenait à peine la nouvelle de sa présence à la Mecque. L'impression que fit en Europe cette invasion subite et inattendue fut considérable ; c'est alors que naquit de la part du gouvernement français l'initiative de la Conférence de Constantinople. Les savants et les diplomates de tous les pays, réunis dans cette Conférence, s'attachèrent surtout à prescrire les moyens de protéger l'Europe contre l'arrivée du choléra, s'il venait à se manifester de nouveau à la Mecque (1).

Prenant pour base les faits acquis par l'expérience, à savoir que toutes les provenances des Indes n'étaient pas également susceptibles d'importer la maladie en Égypte, la Conférence établit la nécessité d'une très grande différence entre les paquebots postaux ou autres qui viennent à Suez, après une longue traversée, et n'y ont jamais importé le choléra, paquebots qui arrivent dans des conditions excellentes d'hygiène, avec un médecin responsable à bord, et les navires à pèlerins qui naviguent au contraire dans de mauvaises conditions de salubrité; et elle a admis que ces deux catégories de navires devaient être soumises à des précautions différentes.

Le choléra est exporté de l'Inde, particulièrement des points de la côte de Malabar et notamment de Bombay, où il est endémique, vers l'ouest et le nord-ouest. Il gagne le littoral du golfe Persique et il peut pénétrer en Perse par le Chat-el-Arab, arriver à Bassorah, puis envahir la province de Bagdad.

(1) Le rapport de M. Fauvel nous fait connaître les travaux complets de la Conférence ; nous en avons donné un résumé dans notre *Essai sur l'hygiène internationale*.

Le port de Bender-Abbas serait un point de protection des plus importants pour le golfe Persique.

La côte arabique est également menacée par le choléra : Maskat, et plus à l'ouest, sur le littoral de l'Hadramouth, le port de Mokhalla, y sont particulièrement exposés. Mokhalla, point de relâche pour les navires qui transportent des pèlerins venant de l'Inde, a même été regardé comme un foyer secondaire de l'épidémie qui a éclaté en 1865.

La mer Rouge devient ainsi l'aboutissant commun de toutes ces provenances cholériques.

Si les pèlerins débarquaient en route, à Maskat, par exemple, et arrivaient par terre à la Mecque, les caravanes se purgeraient durant le trajet et le danger serait éteint à leur arrivée. Tout le péril est donc concentré sur la voie maritime.

La mer Rouge, étant le point convergent de tous les arrivages, doit être aussi le point où s'exercera la plus rigoureuse surveillance.

Ces mesures varient dans les trois circonstances suivantes :

1° On veut intercepter l'entrée de la mer Rouge par des obstacles destinés à arrêter les navires portant des pèlerins venant de l'Inde et affectés d'accidents cholériques : la mer Rouge constitue donc là une première ligne de défense.

2° Si une épidémie de choléra s'est développée parmi les pèlerins de la Mecque ;

3° Enfin si le choléra est parvenu à gagner l'Égypte.

1° La disposition du détroit par lequel on pénètre dans cette mer se prête admirablement à l'organisation d'un système de surveillance maritime. Un canal étroit, commandé par l'île de Périm ; de chaque côté de l'île une passe de largeur inégale pour les navires : tel est le détroit de Bab-El-Mandeb, entre la pointe de l'Arabie et la côte d'Afrique. La grande passe entre l'île et la côte africaine mesure 14 milles ; la petite passe a seulement 4 millés 1/2. L'île de Périm a 4 milles 1/2 de long sur 2 de large. Elle s'élève à 230 pieds anglais au-dessus du niveau de la mer. C'est un rocher tout à fait nu et entièrement dépourvu d'eau douce. Dans la partie sud-ouest de l'île, du côté qui regarde la grande passe, est un port dont la faible capacité se trouve compensée par l'existence de bons mouillages, à petite distance de l'île. Il y a donc là toutes les conditions voulues pour soumettre à une exacte surveillance les arrivages de l'Inde ; c'est le point par excellence où pourrait être installé le service nécessaire à l'arraisonnement des navires. Mais ce rocher ne saurait servir de lazaret, ni de lieu de quarantaine.

On avait d'abord songé à placer un établissement de ce genre à peu de distance de Périm, en dehors du détroit, un peu au sud-est du cap de Bab-el-Mandeb. Là, sur la terre ferme, se trouve en effet une plage d'un abord facile et pourvue de très bonne eau. Mais depuis, de nouvelles explorations ont décidé le gouvernement ottoman à choisir comme lieu de quarantaine l'île de Camaran, placée dans la mer Rouge, au nord d'Aden (1), sur la côte arabique, à petite distance de Hodeidah. Cette île réunit de grands avantages au point de vue des ressources, mais elle a l'inconvénient, comme toute île de la mer Rouge, de pouvoir être évitée par les navires à surveiller. L'expérience faite l'année dernière au lazaret de Camaran a montré la justesse de cette prévision.

La défense du littoral de la mer Rouge (2) comprend des postes d'observation.

(1) Voir le rapport que j'ai fait au Comité d'hygiène sur la quarantaine de Camaran (in *Recueil des travaux du Comité d'hygiène*, tome XII.

(2) La nécessité d'une organisation sanitaire, à l'entrée et le long du littoral de la mer Rouge, est rendue plus grande encore par l'ouverture du canal de Suez. On sait l'importance qu'a prise l'émigration des coolies. Tous les ans, des milliers d'individus, Chinois, Javanais, Indiens, sont transportés en masse en Australie et en Amérique. Ces navires jusqu'ici ont suivi, d'après leur destination, la mer du Sud et le cap de Bonne-Espérance ; ils sont, à leur arrivée, et malgré la longueur de la traversée, soumis à une quarantaine dont la rigueur démontre suffisamment le danger qu'implique leur cargaison. Or des navires construits dans ce but spécial, ont dû déjà inaugurer la nouvelle voie ouverte, en transportant plusieurs milliers de coolies à la fois, à la destination de la Havane et des Antilles. Il est superflu de démontrer le

Djeddah, échelle de la Mecque, est surtout un point de surveillance important, en raison de l'affluence des pèlerins ; aussi le gouvernement français a-t-il créé dans cette ville un poste de médecin sanitaire (1).

2° Si le choléra se développe à la Mecque, il importe d'organiser dans la mer Rouge tout un système de surveillance et de défense ayant pour principal objectif la protection de l'Égypte, considérée comme barrière contre l'importation du choléra en Europe. Les relations de ce pays avec tous les États méditerranéens sont telles en effet, que, si l'Égypte est envahie, tout le bassin de la Méditerranée est immédiatement menacé comme en 1865.

Ces mesures ne sauraient d'ailleurs n'être préjudiciables qu'au trafic coupable qui exploite les malheureux pèlerins de leur départ de Djeddah jusqu'à Suez.

danger qu'il y aurait à laisser pénétrer dans la mer Rouge, et toucher à toutes les échelles de l'Europe, de semblables navires, sans les soumettre au préalable à de rigoureuses mesures préventives.

(1) En 1868, une extension considérable a été donnée au service sanitaire sur le littoral arabique de la mer Rouge. Indépendamment de Djeddah, principale échelle du pèlerinage et centre administratif, des préposés sanitaires ont été institués à Moka, Loheia Gonfouda, Lith, Iambo, Rabouk. Le service sanitaire de Djeddah a été complété, des mesures d'hygiène importantes ont été mises à exécution. A la Mecque, à la vallée de Mina, des améliorations ont été également accomplies. Enfin, en 1880, un nouveau règlement qui applique aux pèlerins de la Mecque les dispositions du *Native Passenger Act* a été édicté par le sultan. Malheureusement, depuis l'occupation de l'Egypte par les Anglais, cette réglementation a disparu avec le Conseil sanitaire d'Alexandrie.

Elles ont été, depuis l'épidémie de 1865, soumises à quatre épreuves pratiques, qui quatre fois ont été couronnées de succès, en 1872, en 1877, en 1881 et en 1882.

En 1872, pour la première fois, le système défensif de la Conférence fut appelé à faire ses preuves :

Le choléra fit invasion à la Mecque pendant le pèlerinage. Il y avait été importé de la région du Nedj par la route que suivent les pèlerins venant de la Mésopotamie, où la maladie régnait.

L'épidémie, d'abord assez bénigne, prit une grande extension au moment des cérémonies religieuses et continua ses ravages lors du retour des pèlerins. Ceux à destination de l'Égypte furent transportés à El-Ouedj, où ils achevèrent de se purifier. Quant aux caravanes, après avoir beaucoup souffert, elles furent, comme d'ordinaire, débarrassées de la maladie après un certain nombre de jours de marche dans le désert. L'Égypte fut entièrement préservée.

Ce système allait, en 1877 être soumis à une seconde épreuve pratique dans la mer Rouge, et cette fois dans des conditions plus défavorables qu'en 1872. Au moment des cérémonies religieuses du Courban Bairam, au mois de décembre 1877, le choléra, dont l'existence

parmi les pèlerins avait été dissimulée par les
autorités de la Mecque, éclata tout à coup avec
une grande violence dans la foule réunie à la
vallée de Mina. La nouvelle en fut transmise
en Égypte à l'instant où les pèlerins commen-
çaient à s'embarquer pour le retour.

L'administration égyptienne, prise au dépourvu, n'eut que le temps d'improviser une
quarantaine à Djebel-Tor, station beaucoup
plus rapprochée de Suez qu'El-Ouedj, et d'y
faire conduire les navires déjà partis de Djeddah.

Tous les pèlerins y subirent une quarantaine
pendant laquelle le choléra s'éteignit entièrement parmi eux ; mais ce ne fut pas sans de
grandes inquiétudes, sans des évasions dangereuses par la trop grande proximité de
Suez. Néanmoins l'Égypte fut encore préservée
cette fois. Quant aux caravanes parties de la
Mecque, elles souffrirent beaucoup au commencement de leur marche à travers le désert,
et, comme l'expérience nous l'avait appris, le
choléra les y abandonna bientôt entièrement.

Les mesures prises à cette occasion ne
manquèrent pas de soulever, de la part des tra-
fiquants lésés dans leurs intérêts, les protesta-
tions les plus odieuses et les plus menson-
gères.

Quatre années s'écoulèrent sans la moindre manifestation de choléra parmi les pè-

lerins de la Mecque, et pendant lesquelles il va sans dire que les mesures rigoureuses à leur égard furent suspendues. La seule précaution prise contre eux fut une observation de vingt-quatre heures, pour constater quel était leur état sanitaire.

Enfin nous arrivons à la manifestation épidémique de 1881. Elle survenait à un moment où le service sanitaire égyptien était en voie de réorganisation et où le Conseil international d'Alexandrie, investi de pouvoirs nouveaux, travaillait à cette réorganisation.

Au commencement d'août 1881, le choléra se montra à Aden. Dès la fin de septembre il se manifesta à la Mecque, où il fut importé par les pèlerins provenant du même navire, *le Columbian*, qui avait communiqué la maladie à Aden. Il n'y eut d'abord que quelques cholériques ; mais, lorsque les pèlerins furent rassemblés au moment des fêtes, l'épidémie prit un développement considérable. Il y eut près de huit mille décès cholériques.

Après quelques tergiversations du gouvernement égyptien, des mesures furent prises sur notre initiative et exécutées conformément aux instructions du gouvernement français. Elles avaient pour but, comme les précédentes, d'empêcher toute communication directe entre les pèlerins contaminés et l'Égypte.

Une quarantaine fut établie à El-Ouedj ; les campements y furent prêts vers la fin de novembre; certains arrivages y apportèrent le choléra et la maladie ne disparut qu'au bout d'un mois environ. Aucun départ n'était permis avant que le choléra ne fût complètement éteint dans les campements quarantenaires. Grâce à ces mesures l'épidémie fut arrêtée. Les pèlerins purent bientôt partir pour leur destination définitive, et aucun cas de choléra ne fut constaté dans les ports où ils abordèrent.

L'année suivante, au mois d'août, un navire chargé de pèlerins, *l'Hesperia*, venant de Bombay avec patente nette, arriva à Aden avec le choléra à bord, et fut envoyé à l'île de Camaran, dans la mer Rouge, où un lazaret avait été établi. Là une épidémie cholérique se manifesta parmi les quarantenaires, et un gardien du lazaret fut victime de la maladie.

Pendant ce temps, d'autres navires, provenant également de Bombay, évitèrent la quarantaine en se rendant directement à Djeddah, où ils furent admis par suite de négligence, et bientôt le choléra se manifesta parmi les pèlerins au moment du Courban-Baïram.

Les pèlerins qui venaient de débarquer n'étaient guère susceptibles, mais ceux qui étaient déjà à la Mecque contractèrent promptement la maladie. L'épidémie, à la vérité, ne fut pas grave ; d'abord, parce qu'il y avait peu de pèlerins cette année-là, les événements politiques ayant contrarié le pèlerinage, et surtout parce que, dès que le choléra apparut, ils se dispersèrent de tous côtés. Le choléra a accompagné comme toujours, pendant un certain temps, les caravanes, pendant huit ou quinze jours, s'est alors éteint, et il n'en a plus été question.

En somme, cette quatrième épidémie fut encore arrêtée par les mesures quarantenaires, et l'Égypte put être encore préservée.

Cependant l'année dernière, également au mois de juillet, l'Égypte a encore échappé à l'invasion du choléra, à l'occasion de l'appel, dans ce pays, de troupes anglaises provenant de l'Inde.

Le gouvernement britannique, redoutant que ces troupes n'apportassent avec elles le choléra, les soumit, avant leur embarquement, à une sélection rigoureuse et à des mesures de quarantaine sévères ; et grâce à ces précautions, elle n'apportèrent pas le choléra en Égypte. En effet, le gouvernement anglais, à cette époque, imposa à son contingent indien des mesures quarantenaires sévères.

Les troupes furent choisies homme à homme ; seuls les soldats robustes furent acceptés, et on leur fit subir un isolement rigoureux pendant plusieurs jours avant leur embar-

quement ; celui-ci eut lieu dans des conditions
hygiéniques exceptionnelles, de sorte que les
troupes arrivèrent en Égypte sans choléra, et il
n'y en eut pas pendant la guerre.

L'Europe a donc intérêt à maintenir le système défensif installé dans la mer Rouge, en
insistant sur ce point que la quarantaine des
pèlerins, à leur retour de la Mecque, doit avoir
lieu à El-Ouedj, qui est situé à 350 milles de
Suez, de préférence à Djebel Tor qui en est plus
rapproché. L'on ne saurait admettre un instant
le choix des Sources de Moïse, point trop voisin de Suez, pour qu'il soit possible d'y établir
une quarantaine sérieuse. Djebel Tor et surtout
les Sources de Moïse ne peuvent être considérés que comme une seconde étape d'observation après une première purification à El-
Ouedj.

Ces mesures, je le répète, ont pour but d'empêcher le retour direct par mer des pèlerins
à Suez.

Quant aux caravanes, elles ne sont pas dangereuses. Celles qui se dirigent vers le Nord,
c'est-à-dire vers l'Égypte, la Syrie ou la Mésopotamie, suivent pendant quelque temps un
même itinéraire. Toutes vont à Médine, où se
trouve le tombeau du prophète, et, après quelques jours de marche, s'engagent dans les
montagnes.

Si les pèlerins partent avec le choléra, la maladie s'éteint bientôt. Un grand désert est le meilleur de tous les obstacles à la propagation du choléra. Un espace aussi considérable n'est jamais franchi par la maladie.

En résumé, l'intérêt de l'Europe doit être d'entourer le retour des pèlerins vers Suez d'un ensemble de mesures de surveillance dont l'objectif sera la protection de l'Égypte; l'Égypte préservée nous défend contre l'importation du choléra. Si elle est envahie nous n'avons plus de barrière qui puisse arrêter le fléau, et afin que ces mesures soient prescrites par une autorité compétente, l'Europe doit fortifier le Conseil sanitaire international d'Alexandrie, qui doit être une commission composée de délégués des divers États de l'Europe, et résister aux efforts de l'autorité anglaise, qui vient de le supprimer.

3° Dans le cas extrême où le choléra, ayant franchi toutes les barrières qui lui sont opposées, viendrait à éclater en Égypte, menaçant de faire de ce pays, comme en 1865, un foyer général d'émission, la Conférence a proposé de suspendre momentanément toute communication entre l'Europe et l'Extrême Orient.

L'influence de cet arrêt momentané nous paraît moins désastreuse que les redoutables conséquences d'une épidémie comme celle de 1865.

En outre, grâce à la température élevée de
l'Égypte, l'évolution des épidémies cholériques
y est beaucoup plus rapide, et, si l'explosion est
quelquefois foudroyante, le foyer s'y éteint beaucoup plus vite. Il ne paraît pas improbable de
dire qu'en Égypte l'épidémie aurait terminé
son cycle dans l'espace de deux mois. L'interruption d'ailleurs ne serait pas radicale ; quelques tempéraments pourraient être introduits.

Nous subissons en ce moment la situation
qui a été prévue. L'autorité anglaise a laissé
le choléra pénétrer en Égypte, aujourd'hui complètement envahie. L'Europe entière, sauf
l'Angleterre, sans rompre absolument toute
communication avec l'Égypte, a prescrit contre
les provenances de ce pays, du canal de Suez,
de Chypre et de Malte, des quarantaines dont la
durée varie de 10 à 25 jours, suivant les pays.

CHAPITRE VIII

<hr>

Nouvelle épidémie de choléra en Égypte (1883). — Son origine. — Les chances que l'Europe a d'en être préservée. — Prophylaxie. — Durée de la quarantaine. — Mesures hygiéniques.

L'invasion récente du choléra en Égypte n'a pas été une surprise pour les médecins qui connaissaient la situation de ce pays depuis l'occupation anglaise. Aucune mesure sanitaire n'était plus prise à partir du mois de mai.

Déjà dans ces dernières années, comme nous l'avons vu, les autorités anglaises de l'Inde avaient imaginé une doctrine commode pour éviter aux navires partant de ce pays, où le choléra est endémique, les inconvénients d'une quarantaine à Suez. C'était de ne considérer comme dangereux les foyers endémiques de choléra que s'ils étaient le siège d'une épidémie; or, ainsi que M. Fauvel l'a établi, comme ces

foyers endémiques ne sont jamais le théâtre
d'une véritable épidémie, les autorités anglaises
en profitent pour délivrer constamment des
patentes de santé nettes, c'est-à-dire ne faisant
aucune mention du choléra. Or, il est nécessaire de faire ici une remarque sur laquelle a
insisté également M. Fauvel.

On s'imaginait que les personnes venant de
l'intérieur de l'Inde pour prendre part aux pèlerinages ou quitter le pays dans le but d'exercer
un commerce quelconque, apportaient le choléra
dans les ports de ce pays, et de là le transportaient au dehors. L'observation attentive des
faits a démontré que c'était là une erreur.

Sans doute le choléra existe constamment à
l'état endémique dans certaines parties de l'Inde,
notamment à Calcutta et à Bombay; mais il en
est de ces ports comme de ceux où règne la
fièvre jaune ; jamais cette maladie ne sévit sur
les natifs qu'à titre tout à fait exceptionnel, et
ce sont les étrangers non acclimatés qui l'y contractent. De même dans les foyers endémiques
de choléra, les natifs en sont à peu près indemnes ; ils ont subi si l'on veut la vaccination
cholérique, tandis que ceux qui gagnent
la maladie et la propagent au dehors sont
les étrangers venant de l'intérieur des terres,
surtout lorsqu'ils sont dans de mauvaises
conditions d'hygiène, et particulièrement aux
époques de recrudescence saisonnière.

En d'autres termes, il est des régions entières de l'Inde où le choléra est aussi rare que dans les autres pays, et c'est dans les ports où il règne à l'état endémique que les Indiens qui y séjournent en attendant le départ des navires prennent le germe des épidémies cholériques, qu'ils propagent au loin. C'est ainsi que les pélerins, prédisposés par la misère et les mauvaises conditions hygiéniques des navires qui les transportent, arrivent au Hedjaz et y déterminent des épidémies de choléra, si on ne leur a pas fait subir des mesures quarantenaires dans certains points déterminés de la mer Rouge que nous avons indiquées.

L'épidémie de la Mecque de 1882 a été causée par des pélerins venant de Bockara, où le choléra n'est pas endémique, et qui avaient passé par Bombay, foyer endémique, afin de s'embarquer pour le Hedjaz.

Nous arrivons à l'épidémie actuelle.

Le choléra éclata à Damiette le 24 juin et déjà le nombre des décès est considérable. On a compté plus de 800 morts par jour. Il n'y a pas deux mois que l'épidémie a fait son apparition et déjà l'on parle de plus de 25,000 victimes et il est probable que nous ne connaissons pas tous les décès. Ces chiffres très élevés, donnés aujourd'hui, seront demain dépassés.

Après Damiette et Mansourah, Ghiseh, Boulacq, le Caire, Alexandrie, ont été successivement atteints. L'Égypte entière est envahie, et, comme cela devait être, l'épidémie commence à disparaître dans les parties primitivement infectées. Les cordons sanitaires, d'ailleurs mal appliqués, ainsi que les autres mesures sanitaires, deviennent inutiles et les soldats anglais vont camper en dehors des villes.

Les Anglais ont d'abord nié qu'il s'agit du choléra envahissant; il ont voulu démontrer que la maladie n'avait qu'une origine locale, et qu'elle s'éteindrait rapidement sur place. On l'attribuait à l'insalubrité de Damiette et des lacs qui l'entourent, où l'on jette, paraît-il, un grand nombre de cadavres d'animaux. Une récente épizootie de typhus de l'espèce bovine aurait accru encore ces causes d'insalubrité. Il est impossible aujourd'hui de partager la confiance qu'un médecin des plus illustres de l'Angleterre, sir W. Gull, exprimait à la Chambre des lords, dans la séance du 3 juillet. Il semble au contraire probable que le choléra ait éclaté le 23 juin, alors que le 18 juin plusieurs marchands indiens, récemment débarqués de Bombay, venaient d'arriver à Damiette. On parle aussi d'un chauffeur du navire anglais *le Timour*, venant de Bombay, débarqué le 17, et qui serait allé à Damiette le 19 (1). D'ailleurs, le

(1) L'importation par le chauffeur du *Timour* a été contestée (de Castro). Il est difficile de se prononcer sur un fait spécial sans une enquête approfondie; que le fait du *Timour* soit exact ou non,

Conseil sanitaire d'Égypte, les docteurs Mackie, Flood et Grant, médecins du consulat anglais, reconnaissent aujourd'hui qu'il s'agit bien du choléra importé de l'Inde.

D'un autre côté, l'absence presque complète de mesures à l'égard d'Indo-Javanais qui, depuis le commencement d'avril, arrivaient à Suez, explique de la façon la plus naturelle l'invasion du choléra.

A la séance du 9 avril du Conseil sanitaire d'Alexandrie, la Porte avait notifié au gouvernement égyptien que ces Indo-Javanais, devançant le pèlerinage et arrivant en patente nette, devaient subir une quarantaine d'observation de cinq jours à l'île de Camaran, avant de se rendre à Djeddah. Le délégué français demandait en même temps que ceux qui arriveraient à Suez, sans avoir subi de quarantaine au campement de Camaran, fussent soumis à une observation de trois jours dans un point isolé.

Mais après une série de tergiversations, de levées et de remises de séance, sous l'influence de la pression exercée par les délégués anglais, les mesures ne furent pas régulièrement prises, et à partir du mois de mai, le Conseil ne se réu-

l'importation par un navire de Bombay n'en est pas moins extrêmement probable, d'autant plus que, depuis l'apparition de l'épidémie, d'autres navires sont venus de Bombay en Egypte ayant le choléra à bord (navire anglais *Govino*).

nissant plus, aucune protection ne fut plus exercée.

Selon toute vraisemblance, le choléra a donc été importé en Égypte par les provenances de Bombay.

L'Angleterre, comme l'a dit M. Bouley, vient donc de fournir, au point de vue de la méthode expérimentale, une expérience d'une grande valeur et dont on doit espérer que les résultats ne seront pas perdus. Il faudra en tirer pour l'avenir tout l'enseignement qu'elle comporte. Tant que les mesures prescrites sont exécutées en Égypte, le choléra n'y pénètre pas. Les précautions sanitaires sont supprimées, l'Égypte est envahie.

Mais que va devenir cette épidémie? Jusqu'à quel point nous menace-t-elle ? Alexandrie envahie est le commencement, pour l'Europe, de la période de grand danger.

Sans doute on a pris tout récemment une mesure qui aura de l'efficacité si elle est bien observée ; elle consiste à examiner tous les fuyards à Alexandrie et à n'admettre à bord que les personnes en bon état de santé. Mais il est à craindre qu'on élude ces précautions de bien des manières.

C'est ici que se pose pour nous la question des chances que nous avons d'échapper à l'importation

Cette question a été traitée à l'Académie des

sciences et à l'Académie de médecine par l'épidémiologiste le plus autorisé (1).

« Je constate d'abord, dit M. Fauvel, qu'aujourd'hui l'Europe est entièrement exempte du choléra asiatique qui règne en Égypte (2). »

En 1865, la propagation fut très rapide ; mais l'Europe n'était pas alors préparée à se défendre, et elle fut envahie sur plusieurs points à la fois.

Aujourd'hui il n'en est plus de même ; l'Europe, prévenue à temps, dispose des moyens préventifs les plus énergiques. On peut même dire qu'à certains égards ces moyens sont exagérés et que, sous ce rapport, l'Angleterre paye chèrement la faute qu'elle a commise en Égypte. Pour avoir voulu épargner certaines mesures de précautions à quelques-uns de ses navires venant de l'Inde, tout son commerce est rudement frappé.

Si l'on ne tenait compte que de la sévérité des prescriptions quarantenaires, on pourrait

(1) L'épidémie de choléra en Égypte ; son origine, les chances que l'Europe a d'en être préservée, par M. Fauvel.

(2) Une communication récente de Sir Charles Dilke à la *Chambre des communes* présente à cet égard un grand intérêt. Le ministre du *Local Government Board*, voulant rassurer l'opinion, dit que les quelques cas de choléra observés récemment en Angleterre sont des cas de choléra simple (choléra nostras) et n'ont aucun rapport avec le choléra asiatique. Il s'appuie sur la statistique pour établir que chaque année on voit se produire en Angleterre des cas du même ordre, et le chiffre de 1883 est même inférieur à celui de quelques années précédentes. Ainsi donc le gouvernement anglais distingue le choléra simple du choléra asiatique.

se croire parfaitement garanti de l'invasion du fléau ; malheureusement autre chose est la prescription, autre chose est l'exécution, et il est à craindre que celle-ci ne fasse défaut sur quelques points.

Le danger de l'invasion du choléra est en grande partie proportionné à la distance du point infecté. C'est ainsi que la Syrie, par sa proximité, est le pays le plus menacé par les personnes provenant de l'Egypte. Il y a bien un grand lazaret à Beyrouth, où les provenances d'Egypte sont reçues ; le sultan vient d'organiser une croisière destinée à surveiller la côte ; néanmoins rien n'empêchera des fuyards montés sur des barques d'aborder la Syrie. Ce pays est donc en premier menacé. En revanche il est possible d'y circonscrire le fléau, comme on l'a déjà fait plusieurs fois, de sorte que l'extension du choléra en Syrie ne compromettrait pas nécessairement l'Europe (1).

Il n'en serait pas de même de Constantinople si, malgré les barrières qui en défendent les approches, le choléra venait à y pénétrer. C'est en vain que la Russie par ses quarantaines dans la mer Noire, que la Roumanie et la Bulgarie, celle-ci par des mesures où se trahit une intention politique, chercheraient à se garantir du fléau. Il se ferait jour malgré les barrières plus apparentes que réelles dans ces pays

(1) Quelques cas importés d'Égypte à Beyrouth ont pu être isolés, et jusqu'ici n'ont pas donné lieu à une épidémie.

où le terrain est tout préparé pour le recevoir

Vient ensuite la Grèce, qui, depuis la guerre
de Crimée où notre armée lui apporta le choléra, a réussi à se garantir des épidémies ulté-
rieures. Sa garantie quasi-insulaire, ses relations commerciales limitées, y favorisent les
mesures d'isolement. De plus, sa population y
tient énormément à l'exécution des mesures
quarantenaires. Il est donc infiniment probable
que la Grèce réussira encore cette fois à se
préserver.

Dans la mer Adriatique et notamment à
Trieste les quarantaines sont moins certaines;
et il est à craindre qu'à raison des intérêts commerciaux prédominants, la mise à exécution
des mesures prescrites à Trieste ne laissent pas
beaucoup à désirer. C'est un des points faibles
de la défense européenne.

L'Italie a édicté dernièrement les précautions
les plus sévères contre les provenances contaminées; il est certain que le gouvernement fera
tous ses efforts pour les faire exécuter. Mais
que peuvent les bonnes intentions du gouvernement italien avec des moyens d'action insuffisants et contre les habitudes invétérées des
agents chargés de l'exécution? Et comme la
masse des fuyards se dirigera vers les ports
d'Italie, il est à craindre que ce pays ne devienne
la porte d'entrée du choléra en Europe.

L'Espagne se défend par des moyens qu'on peut qualifier d'exagérés, mais la distance de ce pays et le peu de relations avec l'Egypte constituent les principales garanties contre l'importation directe de la maladie.

Quant au littoral français, les mesures qu'on y pratique depuis le début .de l'épidémie permettent d'affirmer qu'il y a bien peu de chances pour que le choléra pénètre en France de ce côté.

Mais il ne faut pas perdre de vue que cette barrière générale et puissante aujourd'hui n'aura plus qu'une efficacité restreinte le jour où le choléra aurait pénétré en Europe.

Dès lors aucun obstacle sérieux ne pourrait être opposé à sa marche envahissante par les moyens de communication rapides qui unissent . entre elles toutes les parties de l'Europe. Il ne resterait plus dans chaque pays qu'à se préparer à en diminuer les ravages par des mesures d'hygiène appropriées.

Ainsi l'intérêt capital du moment consiste à prévenir l'invasion de l'Europe par un point quelconque de son territoire (1).

On a beaucoup agité la question de savoir si l'Angleterre, par le fait de son obstination à ne

(1) Aujourd'hui 10 août, plusieurs cas de choléra ont été importés par des navires venant d'Egypte à Beyrouth, à Smyrne ; le lazaret de Marseille a reçu un navire *le Péluse* qui avait perdu deux cholériques pendant la traversée, les passagers ont été débarqués et isolés, le navire désinfecté ; jusqu'ici, tous ces cas, grâce aux mesures prises, sont restés stériles.

prendre chez elle aucune mesure de quarantaine contre les provenances des pays infectés,
ne pourrait pas, en ce moment, être la voie
d'introduction du choléra qui se propagerait
ensuite au continent.

M. Fauvel ne partage pas cette crainte. On ne
doit pas perdre de vue que l'Angleterre est en
relations constantes avec les pays indiens où
règne le choléra, sans qu'il en soit jamais résulté
une importation de la maladie. La durée du
voyage entre Port-Saïd et l'Angleterre n'est pas
moindre de quatorze jours pour les paquebots
rapides. Or, après quatorze jours sans accidents
cholériques à bord, il n'y a plus aucune chance
d'importation par les personnes ; et comme le
gouvernement anglais déclare qu'en cas de cargaison suspecte il a ordonné des mesures de
désinfection, presque tout danger est écarté de
ce côté.

L'histoire du choléra en Angleterre nous
montre en effet que, toutes les fois que ce pays
a été le théâtre d'une épidémie cholérique, c'est
quand la maladie régnait dans les mers du nord
de l'Europe que l'invasion a eu lieu. Ainsi, les
craintes exprimées aujourd'hui du côté de
l'Angleterre sont contredites par l'expérience.
C'est là une opinion qui n'est pas généralement
admise ; mais elle est basée sur l'observation
des faits poursuivie pendant un grand nombre
d'années. L'Angleterre a dû son immunité à

l'éloignement de l'Egypte ; mais il n'est pas douteux que, si elle était dans la Méditerranée et qu'elle persistât cependant à ne prendre aucune mesure quarantenaire, elle ne tarderait pas à être envahie.

Après les considérations qui précèdent, peut-on affirmer qu'il y ait encore des chances sérieuses pour l'Europe d'échapper à l'épidémie qui la menace?

En tenant compte des lois auxquelles sont soumises les épidémies de choléra, je n'hésite pas à répondre par l'affirmative, dit M. Fauvel. Une de ces lois est que : plus une épidémie de choléra a une extension rapide et sévit avec violence dans un pays, plus sa durée est courte et son extinction rapide. C'est là une règle absolue qui a été souvent constatée, notamment pendant la guerre de Crimée. Telle fut aussi l'épidémie de 1865 en Egypte, où les médecins envoyés d'Europe n'eurent pas le temps d'arriver pour y observer la maladie.

A voir ce qui se passe aujourd'hui, il est probable qu'il en sera de même pour l'épidémie actuelle, et que d'ici à un mois ou six semaines au plus le choléra sera éteint en Egypte.

On ne peut pas dire qu'après ce temps tout danger aura disparu pour l'Europe, car il y aura encore pendant quelques temps des cas retardataires et la désinfection du pays ne sera pas complète, mais le danger d'exportation sera considérablement diminué et la défense sera devenue plus facile.

Il est donc permis d'affirmer que si l'Europe continue à se bien défendre pendant un mois encore, elle aura des chances sérieuses pour échapper au choléra.

Telle est la conclusion de M. Fauvel, et l'Académie lui a montré par des applaudissements presque unanimes qu'elle partageait cette opinion.

Il nous reste maintenant a préciser la nature des mesures qui sont prescrites contre l'invasion du choléra.

En France, nous sommes protégés par le *Règlement de police sanitaire maritime*, qui date de 1876.

Le Règlement distingue les navires simplement *suspects* de ceux qui ont été *infectés* par la présence à bord du choléra.

L'article 36 établit cette distinction d'une grande importance pour la pratique.

Les navires *suspects* et les navires *infectés* sont jugés en état *brut*, mais avec cette différence que les premiers sont supposés n'avoir eu aucun accident cholérique pendant leur voyage, tandis que les seconds ont été infectés par la maladie. Le danger que présentent les uns et les autres n'a pas le même degré de probabilité.

Un navire à bord duquel aucun accident cholérique ne s'est développé après un voyage dont la durée a dépassé les limites ordinaires de l'incubation de la maladie, ne présente que bien peu de chances à l'importation de celle-ci, du moins pour les personnes embarquées. La garantie sans doute n'est pas certaine, puisque le principe morbifique peut être resté confiné dans les bagages ou attaché à certaines marchandises. Néanmoins, d'après l'expérience, on peut poser comme règle qu'un navire arrivant dans ces conditions est peu apte à propager la contagion. A ces navires seulement *suspects* comme provenant de ports infectés, correspond la quarantaine dite *d'observation*, qui a pour but de constater, pendant un temps plus ou moins long, l'état sanitaire des personnes embarquées et de permettre, s'il y a lieu, d'appliquer les mesures de désinfection.

La seconde catégorie, celle des navires *infectés*, se présente dans des conditions particulièrement dangereuses, quelle qu'ait été la durée du voyage.

Dans la première, la contamination n'était que possible, dans celle-ci elle est certaine, il y a eu des malades à bord et le navire peut, à bon droit, être considéré comme un foyer d'infection redoutable.

Aux navires de cette catégorie correspond la quarantaine dite *de rigueur*, c'est-à-dire plus prolongée pour les personnes et dans laquelle les mesures de désinfection jouent un grand rôle.

Il y a encore à signaler dans le Règlement la distinction établie entre les mesures de quarantaine applicables *dans les ports de la Manche et de l'Océan* et celles dont le choléra est l'objet *dans ceux de la Méditerranée*. Cette distinction s'explique par la diversité d'intérêts qui existe entre nos ports de la Manche et de l'Océan d'une part, et ceux de la Méditerranée de l'autre.

Dans les premiers, l'intérêt commercial domine; nos ports du Nord ont les mêmes intérêts que ceux des états du Nord de l'Europe. Ils ont à soutenir une concurrence très ardente avec les ports belges, hollandais et anglais qui ont renoncé au régime des quarantaines. D'ailleurs, en ce qui concerne le choléra, les mesures préventives dans nos ports de la Manche sont d'une application très difficile, et par la force des choses ne peuvent donner que des garanties restreintes. Comment, par exemple, imaginer une quarantaine de longue durée contre les provenances d'Angleterre, sans entrevoir immédiatement une perturbation que ne compenserait pas le bénéfice de la mesure. De même, si le choléra régnait en Belgique pourrions-nous raisonnablement, alors que la frontière terrestre serait libre, appliquer une quarantaine longue aux navires simplement suspects, venant d'Anvers. Aussi, les mesures préventives contre les navires suspects qui se présentent dans les ports de la Manche et de l'Océan sont réduites au minimum : 24 heures d'observation avec inspection médicale pour constater si, oui ou non, la maladie existe à bord.

Quant aux navires reconnus contaminés, le Règlement se montre plus rigoureux à leur égard, par ce qu'alors le danger se présente prochain et incontestable, mais comme ces navires sont relativement eu petit nombre, la perturbation résultant des mesures prises n'aura qu'un effet très limité.

Les choses se présentent sous un aspect différent dans les ports de la Méditerranée. Ici, l'intérêt sanitaire prime tous les autres et l'intérêt commercial s'accommode très bien avec les quarantaines. Par la position, par le fait du climat et des conditions hygiéniques, l'importation des maladies pestilentielles est beaucoup plus à redouter. L'histoire le démontre ; aussi l'efficacité des quarantaines y est-elle accréditée, parfois outre mesure, non seulement comme un moyen de préservation, mais encore comme ayant pour effet de maintenir la liberté et la sécurité des relations commerciales, attendu, disent les négociants de ces pays, qu'une épidémie de choléra dans un port y cause beaucoup plus de préjudices au commerce que les quarantaines les plus rigoureuses.

Là donc, les intérêts sanitaires et commerciaux reclament d'un commun accord des mesures préventives aussi efficaces que possible. Les termes qui sont assurés à la durée des quarantaines s'appuient sur la durée ordinaire de la période d'incubation du choléra.

Voici le texte de ce *Règlement :*

RÈGLEMENT CONTRE LE CHOLÉRA.

A. Mesures sanitaires applicables aux provenances de choléra dans les ports de la Méditerranée.

1°. *Navires suspects.* — Les navires suspects (art. 36 du règlement général) sont soumis à une quarantaine d'observation qui, pour les personnes, peut varier de trois à sept jours pleins, à dater de l'inspection médicale.

Toutefois, si l'autorité sanitaire a la preuve suffisante qu'aucun acccident de nature suspecte n'a eu lieu à bord pendant toute la traversée, et si celle-ci a duré plus de sept jours, si d'ailleurs le navire est dans de bonnes conditions hygiéniques, l'observation peut être réduite à vingt-quatre heures pour les constatations et la désinfection des effets à usage.

En cas de simple suspicion, le déchargement du navire et la désinfection générale ne sont point obligatoires, mais peuvent être prescrits par l'autorité sanitaire. Dans ce dernier cas, la quarantaine des personnes restées à bord commence quand ces opérations sont terminées et peut varier dans des limites indiquées au premier paragraphe.

Dans les cas de cette catégorie, à défaut de lazaret, la quarantaine d'observation pour les passagers peut être purgée à bord, tant qu'aucun accident de choléra ne s'est manifesté et si les conditions hygiéniques du navire le permettent ; autrement le navire devrait être envoyé dans un port à lazaret pour purger la quarantaine de rigueur.

2° *Navires infectés.* — Tout navire infecté (art. 36 du règlement général), c'est-à-dire à bord duquel des accidents certains ou seulement probables de choléra ont eu lieu pendant la traversée, quelle qu'en ait été la durée, ou bien sont constatés à l'arrivée, est soumis à la quarantaine de rigueur.

Cette quarantaine est de sept jours pleins pour les personnes, à dater de leur isolement au lazaret ; dans certains cas exceptionnels elle peut être portée à dix jours, sur l'avis du conseil sanitaire.

Si le lazaret est de second ordre, c'est-à-dire n'est organisé que pour recevoir des malades, ceux-ci seuls y sont débarqués, et le navire, avec ses passagers non malades et sa cargaison, est envoyé au grand lazaret le plus proche.

Les effets à usage et objets susceptibles sont désinfectés ; il est procédé au déchargement sanitaire après le débarquement des passagers, et le navire est soumis à une désinfection aussi complète que possible, après laquelle les personnes restées à bord sont assujetties à une quarantaine de trois à sept jours pleins.

B. Mesures sanitaires applicables aux provenances de choléra dans les ports de la Manche et de l'Océan.

1° *Navires suspects.* — Les navires de cette catégorie art. 36 du règlement général) ne sont admis à libre pratique qu'après une observation de vingt-quatre heures dans l'isolement et une inspection médicale ayant permis de constater l'absence d'accidents cholériques à bord.

L'observation de vingt-quatre heures pour les personnes et l'inspection médicale sont de rigueur dans tous les cas, quelle que soit la durée de la traversée et nonobstant la présence d'un médecin commissionné à bord. Les mesures de désinfection sont facultatives. Quand elles sont prescrites, elles peuvent faire retarder l'admission à libre pratique du navire jusqu'à leur complet achèvement.

2° *Navires infectés*. — Tout navire infecté (art. 36 du règlement général), c'est-à-dire à bord duquel des accidents certains ou seulement probables de choléra ont eu lieu pendant la traversée, quelle qu'en ait été la durée, ou bien sont constatés par l'inspection médicale, est soumis à la quarantaine de rigueur. Dans ce cas, s'il y a des malades à bord, ils sont, si faire se peut, débarqués immédiatement au lazaret ou dans un local isolé pouvant en tenir lieu. Les personnes non malades sont soumises dans l'isolement à une quarantaine qui peut varier de un à sept jours pleins, selon les circonstances.

Les effets à usage, les objets dits susceptibles et le navire sont soumis à une désinfection aussi complète que possible, conformément aux règles suivies dans la quarantaine de rigueur. Pour les personnes restées à bord pendant la désinfection du navire, la quarantaine ne commence qu'après l'opération terminée.

Une décision de l'autorité sanitaire détermine, dans les limites ci-dessus fixées, la durée de la quarantaine pour chaque cas particulier. En cas de réclamation contre une quarantaine qui excède trois jours, le conseil sanitaire est consulté.

Depuis l'apparition du choléra en Égypte le gouvernement français a pris les dispositions exceptionnelles suivantes :

Les dispenses de patente de santé, accordées en temps ordinaire et en l'absence d'épidémie par le Règlement sanitaire de 1876 (art. 9, C et D) sont supprimées. Dorénavant on exigera la patente de santé de tous les navires venant des ports de la Méditerranée (Espagne, Italie, Grèce), de l'Adriatique, des ports de l'Espagne et du Portugal sur l'Océan, de Gibraltar, etc. Les consuls français de ces ports devront indiquer sur cette patente l'état sanitaire du port de départ. Les navires arrivant en patente nette seront immédiatement mis en libre pratique, après inspection médicale, (Art. 9 et 10 du Règlement.)

Ceux qui viennent des ports infectés ou supposés tels (Égypte, canal de Suez, Malte et Chypre) seront soumis à la quarantaine d'observation, et à la désinfection du navire dans tous les cas.

Tous les navires ayant cette provenance sont considérés comme ayant une patente brute, quand bien même elle eut été délivrée nette.

A l'arrivée dans les ports de la Méditerranée, les navires provenant des pays infectés, et qui n'ont pas eu de cas de choléra pendant la traversée, subissent une quarantaine de 15 jours, en déduisant le temps écoulé pendant la traversée. En cas de choléra à bord ou pendant la traversée les navires subissent la quarantaine de rigueur.

Dans les ports de la Manche et de l'Océan, la quarantaine pour les pays infectés se réduit à une inspection médicale et à une observation de 24 heures ; en absence de malades à bord, les passagers sont mis en libre pratique, mais le navire est soumis à la désinfection, qui jusqu'ici, d'après le Règlement, n'était que facultative. En cas de choléra pendant la traversée, le navire est dirigé sur les lazarets de Mindin ou de Trompeloup ; les passagers sont débarqués au lazaret ; le navire est désinfecté avec déchargement sanitaire. Les navires qui se croient suspects pourront aller se faire arraisonner dans ces lazarets avant de toucher le port de destination.

Si le choléra gagnait l'Angleterre directement par la voie de mer, on se contenterait de soumettre les provenances des Iles Britanniques à une inspection médicale ; en l'absence de choléra, elles seraient admises en libre pratique ; en cas de maladie, elles subiraient les quarantaines de rigueur et la désinfection, comme dans le cas précédent.

En Algérie et en Tunisie, on prend les mêmes mesures qu'à Marseille.

En Turquie, par décision du 4 juillet, toutes les provenances suspectes doivent purger leur quarantaine aux deux lazarets de Smyrne et de Beyrouth : une croisière est chargée, par ordre du sultan, d'assurer l'exécution rigoureuse de ces mesures sur toute la côte de Syrie. Depuis, le gouvernement turc a installé un troisième lazaret à Rhodes. Il a supprimé la quarantaine contre Malte en la maintenant pour Chypre.

Toutes les nations de l'Europe ont pris des mesures à peu près semblables à celles que la France, a prescrites dans la Méditerranée. On note même chez la plupart une aggravation des prescriptions quarantenaires. Mais il est impossible de faire connaître ces mesures, qui varient d'un jour à l'autre. La Turquie vient d'élever à 25 jours la durée de la quarantaine. Au lieu d'aggraver ainsi chaque jour sur le papier il serait préférable de faire exécuter convenablement les premières prescriptions.

En Angleterre, sir Charles Dilke et lord Fitz Maurice, en plein Parlement, déclarent que les quarantaines sont tout à fait inutiles, et cependant Malte inflige à Marseille une quarantaine de vingt-quatre jours. Depuis, le gouvernement

du Royaume-Uni, subissant la pression de l'opinion, est revenu sur sa première décision, et il
a ordonné une sorte de *revision*, c'est-à-dire
une inspection médicale avec débarquement des
malades dans un lieu isolé.

Nous sommes loin comme on le voit des idées
qui régnaient encore en France vers 1850, et qui
se trouvent exposées dans le rapport suivant
de M. Melier.

« Le fléau marche dans ses invasions à la
façon des épidémies en général, tombe comme
un orage sur les pays qu'il atteint. Il y arrive
on ne sait comment, sans avoir parcouru les
pays intermédiaires, et nullement de proche en
proche comme on paraît le croire et comme il
faudrait que cela fût pour que l'emploi des quarantaines pût être rationnellement indiqué. Il
semble d'ailleurs s'être acclimaté en Europe et
se répandre à peu près partout. On en conclut
que les quarantaines ne peuvent rien contre le
choléra et que, tandis qu'on les emploie, la maladie passant par-dessus toutes les barrières
qu'on lui oppose arrive ou naît dans le pays,
si même elle ne s'y trouvait déjà.

« A quoi bon dès lors imposer au commerce,
imposer aux relations en général des gênes et
des restrictions sans utilité? A quoi bon prendre
des précautions qui ne préservent de rien et qui
occasionnent en pure perte des sacrifices con-

sidérables ? On va plus loin : on soutient que les quarantaines, au lieu d'être, comme on le suppose, utiles et efficaces contre le choléra, tendent à accroître les chances de l'avoir, et qu'elles en favorisent l'invasion en retenant les passagers dans les bâtiments ou lazarets et en les y entassant, quand il faudrait au contraire s'appliquer par tous les moyens possibles à les disperser. »

Ces lignes sont extraites d'un rapport présenté par la commission appelée à préparer la solution des questions soumises à la Conférence de Paris (1851).

En résumé, dans les points qui sont de véritables positions stratégiques contre le choléra, les mesures devront avoir une application rigoureuse ; mais quand la maladie a franchi les barrières de l'Europe, la préservation, surtout par la route de terre, devient à peu près impossible : la voie maritime seule peut être encore utilement défendue. C'est en effet à de sages mesures, prises dans nos ports de l'Océan contre les arrivages de Hambourg, que nous avons dû notre immunité alors que Hambourg était infecté (1872). Il en a été de même de Marseille en 1873 ; l'Italie était envahie, les communications par terre étaient libres. Cependant Marseille se préserva en mettant en quarantaine les ports de l'Italie.

L'action de ces mesures partielles est surtout

efficace contre de petites épidémies ou des retours d'épidémies qui peuvent être limitées dans leur foyer.

MESURES HYGIÉNIQUES.

Les mesures hygiéniques sont le complément indispensable des mesures quarantenaires ; mesures de salubrité, de désinfection, d'aération et de ventilation, etc.

Lorsque le choléra menace d'envahir un pays, l'autorité doit prescrire des mesures préventives applicables aux localités et aux agglomérations d'individus ; elle doit interdire les foires, les grands mouvements de troupes, ordonner l'isolement dans les hôpitaux, surveiller surtout la provenance des eaux affectées aux usages domestiques. Elle doit enfin s'occuper des mesures individuelles, employer et faire employer les meilleurs agents de désinfection. Je n'entre pas dans les détails de ces mesures, et je renvoie, pour les développements, aux instructions si pratiques du *Comité consultatif d'hygiène publique de France* (1) et à celles plus récentes de la *Société de médecine publique*, que nous donnons ici.

Quant au public, il est bon qu'il sache que, dès que le choléra est apparu quelque part, on

(1) Voir Instruction générale concernant les mesures préventives à prendre contre le choléra. Paris (1871).

doit, indépendamment des précautions hygiéniques et générales individuelles, chercher à éviter tout contact qui n'est pas absolument nécessaire avec les malades qui en sont atteints, isoler ces malades autant que possible, et, comme le principe contagieux réside surtout dans des miasmes qui s'exhalent de leurs personnes et de leurs excrétions, aérer avec le plus grand soin les appartemeuts qu'ils occupent, ventiler sans cesse l'air qui les entoure, pour empêcher la concentration autour d'eux des miasmes morbides, les envelopper en quelque sorte d'une atmosphère chlorurée, phéniquée, qui neutralise ces miasmes, qui les décompose; enfin placer les personnes nécessairement obligées de rester près des malades et au milieu de ces miasmes dans des conditions hygiéniques qui en rendent l'absorption plus difficile et les mettent à même de résister plus efficacement à leur action.

INSTRUCTION POPULAIRE SUR LES PRÉCAUTIONS D'HYGIÈNE PRIVÉE ET LES MESURES D'HYGIÈNE PUBLIQUE A PRENDRE EN CAS D'ÉPIDÉMIE DE CHOLÉRA, au nom d'une commission composée de : MM. Wurtz, président, H. Bouley, Brouardel, Du Mesnil, Durand-Claye, Ch. Girard, Grancher, Kœchlin-Schwartz, Lereboullet, Levraud, Liouville, A.-J. Martin, Napias, Pabst, Pozzi, Proust, Rochard, Siredey, Thévenot, Émile Trélat, Vidal, Walther et Vallin, rapporteur.

HYGIÈNE INDIVIDUELLE

A. *Précautions à prendre à l'état de santé.* — On n'oubliera pas que, même dans les grandes épidémies, les personnes atteintes ne sont que l'exception, et que la maladie guérit souvent. Ceux qui ont peur résistent moins que les autres ; il faut donc s'efforcer de conserver le calme de l'esprit.

On évitera les fatigues exagérées, les excès de travail et de plaisirs, les veilles prolongées, les bains froids et de trop longue durée, en un mot toutes les causes d'épuisement.

Le refroidissement du corps, surtout pendant le sommeil par les fenêtres ouvertes, les vêtements trop légers le soir après une journée très chaude, l'ingestion de grandes quantités d'eau froide, sont particulièrement dangereux en temps de choléra.

On doit éviter tout écart de régime et toute indigestion.

L'usage d'une eau de mauvaise qualité est une des causes les plus communes du choléra. L'eau des puits, des rivières, des petits cours d'eau, est souvent souillée par les infiltrations du sol, des latrines, des égouts, par les résidus de fabriques. Quand on n'est pas sûr de la bonne qualité de l'eau servant aux boissons ou à la cuisine, il est prudent d'en faire bouillir chaque jour plusieurs litres pour la consommation du lendemain, l'ébullition donnant une sécurité complète. L'on peut encore faire infuser dans l'eau bouillante une petite quantité de thé, de houblon, de centaurée, etc., et boire ces infusions mélangées au vin.

Les eaux de sources *naturelles* dites « eaux de table » rendent dans ces cas de grands services ; mais elles doivent être surveillées, car elles sont parfois fabriquées de toutes pièces, aux lieux de vente, avec de l'eau de médiocre qualité.

Les boulangers fabriquent souvent le pain avec l'eau des puits placés dans les cours des maisons ; le voisinage des fosses de latrines souille fréquemment cette eau.

Il faut renoncer complètement à se servir des puits en temps de choléra.

Il n'y a aucun inconvénient à faire un usage modéré de fruits bien mûrs et de bonne qualité ; on doit toujours les peler et, mieux encore, les manger cuits.

Cette recommandation s'applique surtout aux légumes ; autant que possible il faut les faire cuire ; les salades, les radis, les produits maraîchers, pourraient à la rigueur retenir quelques germes dangereux répandus à la surface du sol.

Dans toutes les épidémies de choléra, on a reconnu que les excès de boissons et l'intempérance favorisaient au plus haut point les attaques de la maladie. Certaines personnes croient se préserver du choléra en buvant une quantité inaccoutumée d'eau-de-vie et de liqueurs alcooliques ; rien n'est plus dangereux : l'abstention complète vaudrait encore mieux que le plus léger excès.

Les glaces et les boissons glacées prises rapidement en pleine digestion ou le corps étant en sueur, peuvent déterminer en tout temps des indispositions ayant quelque ressemblance avec le choléra : il faut donc en faire un usage très réservé en temps d'épidémie.

B. *Précautions à prendre en cas de maladie.* — Le moindre trouble digestif peut être le prélude d'une attaque de choléra ; il ne faut jamais le négliger, et appeler immédiatement le médecin. Une attaque peut être prévenue ou arrêtée par un traitement rapide.

C'est le plus souvent par les matières de vomissement et les selles que le choléra se propage ; ces matières ne sont pas beaucoup moins dangereuses dans les attaques les plus légères que dans les cas les plus graves. Il faut donc les désinfecter et les faire disparaître le plus tôt possible de la chambre des malades.

On peut empoisonner toutes les latrines d'une maison en y jetant ces matières non désinfectées.

Il faut d'abord mêler à chaque selle ou à chaque litre de matières liquides :

Ou bien un grand verre de la solution suivante de couleur bleue :

Sulfate de cuivre du commerce (1). 50 grammes.
Eau simple...................... 1 litre.

Ou bien une petite tasse à café de chlorure de chaux en poudre (environ 80 grammes).

Quelle que soit la saison, il faut établir une ventilation continue dans la chambre d'un cholérique, même pendant la nuit, par l'ouverture permanente d'une imposte ou d'un carreau mobile. Le refroidissement, qu'on peut d'ailleurs éviter en chauffant ou en couvrant le lit, est beaucoup moins à craindre que la corruption de l'air.

Il est préférable de déposer par avance le désinfectant au fond du vase destiné à recevoir les déjections.

L'acide phénique, le sulfate de fer, etc., excellents dans d'autres circonstances, seraient ici insuffisants ou inefficaces.

Les linges de corps ou de literie souillés par les déjections, doivent être plongés, avant de sortir de la chambre, dans un baquet contenant 20 litres d'eau auxquels on mêlera :

Ou bien 4 litres de la liqueur bleue ;

Ou bien deux tasses à café (150 à 200 grammes) de chlorure de chaux sec qu'on noue dans un sac en toile.

______

(1) Le sulfate de cuivre en cristaux, ou couperose bleue, coûte environ 1 franc ; le chlorure de chaux sec, environ 60 centimes, et le chlorure de zinc liquide à 45 degrés, environ 1 fr. à 1 fr. 50 le kilogramme.

On les retirera du baquet, en les tordant, au bout d'une demi-heure d'immersion dans ce liquide, qu'il suffit de renouveler tous les jours. Mais il faut remettre le linge, humide encore, au blanchisseur, qui le rincera immédiatement dans l'eau bouillante avant de le soumettre à la lessive commune.

Les pièces de vêtements susceptibles d'être lavées sont soumise au même traitement. Les pièces en drap et en tissus de laine seront envoyées, avec la literie, à l'étuve dont il sera parlé plus loin.

On peut toutefois les désinfecter au soufre, de la manière suivante : on les suspend dans un cabinet vide dont toutes les ouvertures sont bien closes , on asperge le sol avec un peu d'eau, pour rendre l'air humide, et l'on y fait brûler 30 grammes de fleur de soufre par mètre cube de l'espace ; le soufre sera placé dans un vase métallique, reposant lui-même au fond d'une cuvette à demi remplie de sable humide ; on se retirera rapidement après avoir allumé le soufre ; le cabinet ne sera ouvert qu'au bout de vingt-quatre heures.

Quand les vêtements sont profondément souillés et de peu de valeur, il est préférable de les brûler.

Les taches ou les souillures sur les planchers, les tapis, devront immédiatement être lavées à l'aide d'un chiffon, soit avec la solution bleue de couperose, soit avec un lait de chlorure de chaux obtenu en mêlant une cuillerée de chlorure sec à un litre d'eau. Le chiffon sera ensuite brûlé.

Autant que possible, les literies occupées par les malades devront être garnies de larges feuilles de papier goudronné ou de journaux, pour prévenir la souillure des matelas. Ces papiers seront détruits par le feu.

Les matelas tachés ou souillés devront être humectés, à l'aide d'un chiffon ou d'un tampon d'ouate, avec la solution bleue étendue de cinq fois son volume d'eau, ou avec la solution de chlorure de chaux (une cuillerée à café de chlorure sec par litre d'eau).

Ces matelas pourront dès lors être enlevés sans danger par des voitures spéciales et désinfectés dans des étuves, soit par la vapeur, soit par l'air chauffé à $+ 110$ degrés environ.

En l'absence d'appareils ou d'établissements aménagés à cet effet, les matelas devront être étalés sur des chaises dans une chambre close et exposés pendant vingt-quatre heures aux vapeurs résultant de la combustion de 30 grammes au moins de soufre par mètre cube du local (soit 1 kilogramme de soufre (1) pour une chambre longue de 4 mètres, large de 3 mètres, haute de 3 mètres).

Deux fois par jour, dans les maisons où s'est produit un cas de choléra, on versera dans la cuvette des cabinets deux litres de la liqueur bleue, ou deux tasses à café de chlorure de chaux sec, délayé dans deux litres d'eau.

Une tasse à café de la liqueur bleue ou de chlorure de zinc liquide à 45 degrès devra être versée chaque soir dans les tuyaux d'évier, les plombs, les conduites des eaux ménagères.

Partout où il sera possible, on établira sur le trajet des tuyaux de chute des siphons ou tubes en plomb ou en grès recourbés en U, afin d'empêcher le reflux des gaz de l'égout dans l'intérieur des maisons.

Les ordures ménagères et les rebuts de cuisines devront être gardés dans une caisse bien fermée, à couvercle; chaque jour on répandra à leur surface, soit un demi-verre de la solution de couperose bleue, soit une ou deux cuillerées de chlorure de chaux en poudre. Ces

____

(1) Le soufre en fleur coûte environ 50 centimes le kilogramme.

débris seront descendus chaque soir dans une caisse métallique bien close, établie par le propriétaire dans la cour de chaque maison ; on en saupoudrera la surface avec du chlorure de chaux avant la nuit. Chaque matin, cette caisse serait vidée dans les charrettes publiques par les soins des employés de la voirie, qui déposeraient une certaine quantité de chlorure de chaux au fond de la caisse vide pour la désinfecter.

HYGIÈNE PUBLIQUE.

En temps de choléra, il faut éviter toutes les grandes agglomérations d'hommes sur un même point ; ces réunions et ces foules deviennent facilement un foyer de propagation de l'épidémie ; les foires, les courses de chevaux, etc., doivent autant que possible être ajournées.

L'accumulation des immondices, fumiers, résidus industriels en décomposition dans les cours et au voisinage immédiat des maisons, doit être sévèrement prohibée. Ces amas en décomposition ne seront toutefois remués et enlevés qu'après avoir été arrosés avec une solution d'acide sulfurique au centième. On arrosera avec le même liquide l'emplacement devenu libre.

Il faut plus que jamais empêcher la stagnation des matières dans les égouts, surtout au-dessous des bouches ouvrant sur la rue. Le lavage de ces bouches pourrait être fait avec un mélange au centième de chlorure de zinc ; on peut encore y répandre de grandes quantités de bouillie de chlorure de chaux.

En temps d'épidémie de choléra, les opérations de vidange ne devraient être autorisées qu'à l'aide de tonneaux hermétiques, actionnés par la vapeur et brûlant les gaz sous les chaudières. Après chaque opération, le radier et les murs de la fosse doivent être désinfectés par la projection soit d'un mélange au centième de chlorure de zinc, soit d'un lait de chaux obtenu en délayant un kilogramme de chlorure de chaux sec dans cinquante litres d'eau.

Il serait désirable qu'en temps d'épidémie toutes les fosses fixes fussent surveillées et désinfectées par les soins de l'administration.

La sécurité des habitants d'une maison ne peut être assurée que par la déclaration immédiate, à l'administration municipale, de tout cas de choléra survenu dans la maison. Dans des circonstances aussi exceptionnelles, il est probable que les maires, usant des droits que l'article 3 du titre XI de la loi des 16-24 août 1790 leur confère en cas d'épidémies et de fléaux calamiteux, rendront cette déclaration obligatoire. Le public comprendra que cette mesure n'est en rien vexatoire et que sa rigoureuse application est la principale garantie contre le danger de propagation du mal.

Cette déclaration doit être faite à la mairie, avant l'expiration des vingt-quatre heures, par les soins et sous la responsabilité des personnes qui entourent le malade. Le médecin est tenu seulement de faire connaître sans retard aux personnes qui assistent le malade la nature véritable de l'affection.

Lorsqu'un cas survient dans un hôtel ou un logement garni, la déclaration doit être faite immédiatement au commissaire de police (*Ordonnance du préfet de police du 7 mai 1878*). Les malades ne doivent pas séjourner, même vingt-quatre heures, dans cet hôtel ou garni ; ils seront transportés d'urgence soit dans un hôpital spécial, soit dans une maison de santé affectée exclusivement à cet usage d'après convention passée entre le gérant et l'autorité locale ; toutefois, les malades auront le droit de se faire transporter dans un appartement loué par eux, pourvu qu'il soit possible de les isoler ainsi sans danger pour les voisins.

La chambre occupée momentanément par un cholérique ne pourra être livrée à un nouveau voyageur ou locataire qu'après désinfection complète, par la combustion de 30 grammes de soufre par mètre cube.

Quand plusieurs personnes occupent une même chambre et que l'une d'elles contracte le choléra, c'est faire courir le plus grand danger aux membres de la famille encore bien portants, et particulièrement aux enfants, que de vouloir traiter le malade dans la chambre commune. Il faut le faire transporter immédiatement dans un hôpital spécial ; là tout est préparé pour un traitement rapide et de chaque instant ; contrairement à ce que croit le public, la chance de guérir est beaucoup plus grande à l'hôpital que dans un logement encombré, où tout manque pour des soins immédiats et incessants.

Dans toute maison où survient un cas de choléra, une inspection rapide doit être faite par un fonctionnaire sanitaire, d'abord pour constater la réalité de la maladie, puis pour s'assurer que toutes les mesures de désinfection ont été prises et qu'elles sont suffisantes.

Quand les garanties d'exécution et de sécurité ne seront pas complètes, les opérations de désinfection devront être faites par les soins de l'administration. Il sera nécessaire d'assurer pendant vingt-quatre heures un abri aux habitants du logement, pour procéder à une purification sérieuse. C'est en prenant au début les précautions les plus rigoureuses, qu'on peut empêcher les épidémies locales de devenir graves ou de s'étendre.

La chaleur portée à $+110°$ C., surtout quand elle est humide, est le meilleur moyen de désinfection ; elle est sans danger pour les tissus et les matières premières. Les municipalités pourraient facilement improviser ces étuves, en cas de besoin, en établissant des poêles de fonte qu'on chaufferait au rouge, dans des locaux loués à cet effet, sur divers points des villes. Il suffirait d'y disposer des claies et des portemanteaux pour y suspendre les objets suspects ; les poêles pourraient être alimentés du dehors, et une vitre scellée dans la muraille y permettrait la surveillance.

Dans chaque poste de police devrait se trouver un dépôt de matières désinfectantes par paquets ou flacons dosés d'une manière uniforme, et munis d'une étiquette imprimée indiquant très exactement la manière de s'en servir (fleur de soufre, chlorure de chaux sec, sulfate de cuivre pulvérisé, chlorure de zinc liquide à 45°). Ces substances seraient délivrées gratuitement aux personnes qui en feraient la demande, sur un bon du médecin, d'un agent sanitaire ou d'un membre d'une commission d'hygiène.

Pour assurer l'enlèvement à domicile des literies souillées qui doivent être désinfectées, un contrat pourrait être passé avec un industriel dont l'aménagement et les opérations seraient surveillés par l'administration ; des voitures affectées exclusivement à ce service et désinfectées chaque jour viendraient prendre à domicile tout le matériel contaminé, et le rendraient purifié, moyennant une rétribution à fixer.

Les lavoirs publics devront être l'objet d'une surveillance particulière, afin que le linge souillé par les cholériques ne soit pas lavé en commun ; des dépôts de chlorure de chaux ou de sulfate de cuivre permettraient d'y prendre les mesures de désinfection qui auraient été négligées dans la maison du malade.

Des ambulances de secours, des chambres d'urgence bien isolées dans les hôpitaux généraux, des hôpitaux ou baraques affectés spécialement aux cholériques, des voitures de transport spéciales pour les malades de toute condition, devraient être préparés dès à présent pour être prêts au moment où la maladie, qui éclate toujours brusquement, ferait sa première apparition.

BIBLIOGRAPHIE (*)

———

Hippocrate, Traduction de Littré, t. V. Épidémies, liv. V, p. 247,271, t. II, p. 495. Paris.

Arétée de Cappadoce, *De causis et signis morborum acutorum*, liv. II, chap. IV et VI.

Susruta. — Édition F. Hessler, 1846-50.

1563. Garcia d'Orta, *Les simples, les drogues et les médecines de l'Inde*. Goa, in-folio.

1642. Bontius, *De medicina Indorum*. Leyde, in-folio.

1645. Vanderheyden, *Du trousse-galant dict choléra-morbus*. In-folio.

(*) Nous avons omis à dessein, pour ne pas surcharger cette liste déjà longue, les monographies publiées sur le choléra, pour tout ce qui concerne la clinique, l'anatomie pathologique et la thérapeutique. — Nous n'avons cité également que les principaux comptes rendus des épidémies.

1653. Forestus, *Opera omnia, quatuor*, t. V.—*De stomachi affectibus*, lib. 28. Rouen, in-folio.

1656-59. Rivière (Lazare), *Observationes, medicæ et curationes insignæ*. La Haye, in-8.— Le même, *Opera medica universa*. Genève, 1737, in-folio.

1684. Thévenot, *Relation de l'Indostan*. Paris.

1685. Dellon, *Relation d'un voyage des Indes Orientales*. Paris.

1723. Sydenham, *Opera omnia medica*, t. I, p. 106. Gênes, in-folio.

1734. Hoffmann (F.), *Medicina rationalis systematica*, t. IV, part. 3. In-folio.

1749. Lemonnier, *Mémoires de l'Académie royale des sciences de Paris*. In-4.

1782. Sonnerat, *Voyage aux Indes Orientales et à la Chine*. Paris, in-8, p. 114.

1787. *Annales du Conseil de salubrité de Madras pour l'année* 1787.

1819. *Reports of the medical Board of Bombay on the Epidemic Cholera*. Bombay, in-8. — Anderson (W.-S.) *An account of Cholera morbus in India*, 1817 and 1818. Londres, in-8. —Stewart et Philipps, *Report of the Epidemic which has raged throughout Hindoustan*. Bombay, in-8.

1820. Jameson (J.-S.), *Report on the Epidemic Cholera Morbus*, as it visited the Territories subject to the Presidency of Bengala in the year 1817. Calcutta, in-8. — Tytler, *On Morbus Oryzeus*, etc. Calcutta, in-8. — Orton (W.), *One Essay on the Epidemic Cholera of India*. Madras, in-8 ; Londres, 1831, 2 vol. in-8.

1824. Scot (W.), *Report of the Epidemic Cholera*, as it has appeared in the Territories subject to the Presidency of Fort Saint-Georges, with a Map of the Peninsula of India. Madras, in-folio.

1825. LEMBERT (Ant.) et LESIEUR (A.-J.), Sur le choléra (*Archives générales de Médecine*, t. V, p. 138.)

1827. GRAVIER , Documents sur le choléra-morbus de l'Inde (*Annales de la médecine physiologique*, mars). — KENNEDY, *Notes of the Epidemic Cholera of India*. Calcutta, in-8.

1829. SEARLE, On Cholera (*London Medical Gazette*). — CHAUFFARD (d'Avignon), Mémoire sur le choléra-morbus (*Journal général de médecine*, janvier). — ANNESLEY, *Sketches of the most prevalent Deseases of India*, comprising a treatise on the Epidemic Cholera of the East.... Londres, in-8.

1830. ROCHE, Choléra (*Dictionnaire de médecine et de chirurgie pratiques*, t. V, p. 255). — MORING (Fr.-Gust.), *Dissertatio de historia Choleræ*. Leipzig, 1830, in-4. — KERAUDREN (P.-F.), *Mémoire sur le choléra-morbus de l'Inde*. Paris, in-8, 2° édition, 1831.

1831. BEHREND (F.-J.), *De reis der cholera-morbus, uit Azie naar Europa*. Amsterdam.—*Beitrage zur Poleoprophylaxis... Choléra*. Brunswick. — BORCHARD (J.-S.), *Kurze Darstellung der Cholera* und unfehlbare Heilmethode derselben nach den Grunsatzen des Talmud bearbeited. Berlin. — BUET (J.-A.), Histoire générale du choléra-morbus depuis 1817 jusqu'en août 1831 (*Journal complémentaire des sciences médicales*). — DOUBLE, Rapport sur le choléra-morbus, lu à l'Académie de médecine, en séance générale, les 26 et 30 juillet 1831. Paris. — DURINGE, *Observations et notes sur le choléra-morbus oriental*. Paris. — FUNCKE (Ferdinand), *Choleram asiaticam non esse contagiosam*. Berlin. — FODÉRÉ (F.-E.), *Recherches historiques et critiques sur la nature, les causes et le traitement du choléra-morbus d'Europe, de l'Inde, etc., spécialement appliquées à l'hygiène publique*. Paris, in-8. — GAUTHIER (L.-P.-Aug.), *Rapport sur le choléra-morbus* fait à la Société de médecine de Lyon, au nom d'une commission... Lyon. — GMELIN (F.-G.), Die ostindische cholera. Tubingue.

— Harless (Chr.-Fr.), *Die indische Cholera* nach allen ihren Beziehungen geschichtlich, pathologisch, diagnostich, therapeutisch und als Gegenstand der staats-und sanitœtspolizei dargestellt. Brunswick. — Hovasse, *Notice sur le choléra-morbus*. Nancy. — Lemasson (T.-H.), *Aperçu historique et médical sur le choléra-morbus*, Paris. — Kennedy (James), *The history of the contagious Cholera*, with facts explanatory of its origin, and laws for its rational method of cure. Londres. — Leuret (F.), *Mémoire sur l'Épidémie actuelle*, désignée sous le nom de choléra-morbus de l'Inde, contenant une analyse de tout ce que les auteurs les plus estimés ont écrit sur les causes... de cette maladie et sur les moyens de s'en préserver. Paris. — Lichtenstadt, *Die asiatische Cholera in Russland*, 1829-1830. Berlin. — Moreau de Jonnès, *Rapport au Conseil supérieur de santé sur le choléra-morbus pestilentiel, ses irruptions dans l'Indoustan*. Paris, in-8. — Schneemann (C.), *Beitrage zur Geschichte und Behanlung der asiatischen Cholera*. Hanovre. — Schnurrer (T.), *Die cholera-morbus, ihre Verbreitung, ihrezufalle* Stuttgart. — Scoutetten (H.), Histoire médicale et typographique du choléra-morbus. Metz. — Troy (Dominique), *Précis historique surle choléra-morbus*, ou précaution à prendre contre ce fléau. Paris. — Winkler (Jos. Magn.), *Die orientalische choléra*, ihre geschichte, entstehung und bisherige verbreitung, verlaufsweise, symptomen. Olmutz. — Nicolaï (H.), *Quædam de Cholera quam Celsus descripsit ejusque similitudine cum Cholera asiatica*. Berlin. — Notizie, *Mémorie ed istruzio riguardante il Cholera morbus*, raccolte dalle opere piu accreditate recentemente emanate per cura delle pubbliche autorità estere e da giornali moderni. Naples. — Peiffer (Guill.), *De Choleræ-morbi contagio*. Berlin. — Tilésius (W.-O.), *Neueste ableitende Behandlungsart der krampfartigen Cholera asiatica*. Leipzig. — Algemeen rapport der commissie tot het onderzoeken van den aard... van den aziatischen Braakloop. La Haye. — Archief voor den aziatischen Braakloop in de stad en provincie. Utrecht. — Ibid. 1833. — Arnztenius, *Bijdragen tot de kennis en behandeling van den aziatischen Braakloop in Nederland*. Amsterdam.

1832. Bouillaud, *Traité pratique, théorique et statistique du choléra-morbus.* Paris.—Broussais (F.-J.-V.), *Le choléra-morbus épidémique.* Paris. —Buek (H.-V.), *Die verbreitugns weise der epidemischen cholera* mit besonderer Rücksicht auf den streit über die contagiositat derselben, historisch und kritisch bearbeitet ; mit nachträglichen zusätzen und anmerkungen Halle. — Burdach (K.-Fr.), *Historich statistische studien über die Cholera epidemie.* Kœnigsberg. — Clot-Bey, *Quelques mots sur le choléra à l'Institut et à l'Académie de médecine de Paris*, suivi d'une réponse à la *Gazette de France* et à M. Grimaux de Caux, et d'une rélation de l'épidémie de choléra qui a régné en 1831, en Arabie et en Égypte. Paris. — Delpech (J.), *Études sur le choléra-morbus.* Paris. — Deran (C.), *Dissertatio histo-riam Choleræ-morbi sistens Pest.* — Doucet (Francisco), *Tratado del Cholera-morbus de la India.* Vera-Cruz. — Dubois (H.), *Recherches sur l'origine et la nature du choléra d'Asie, et traitement de cette maladie.* Soissons. — Gaultier de Claubry (Emm.), *Sur le choléra (Journal universel et hebdom. de médecine).* — Gendrin (A.-N.), *Documents sur le choléra-morbus épidémique*, transmis par lettre à un médecin de province. Paris. — Gérardin (A.) et Gaimard (P.), *Documents officiels sur la marche du choléra et sur l'histoire des cordons sanitaires.* Paris. — Jancowich (A.), *Die epidemische Cholera* in den Jahren 1817—1832. Ofen. — Lepelletier (A.), *Principes généraux sur la nature… du choléra-morbus*, précédés d'une notice sur l'itinéraire de cette maladie. Le Mans. — Littré, *Du choléra oriental.* Paris. —Lombard (H.-C.), *Notes historiques sur le choléra-morbus* et sur les principales épidémies de cette maladie depuis 1817 jusqu'au mois d'octobre 1831. Genève. — Ménard, Sur le choléra (*Gazette médicale*). — Montbrion, *Mémoire historique et statistique sur l'origine et la propagation du Choléra-morbus asiatique dans toutes les parties du globe.* Paris. — Ottaviani (Vincenzo), *Intorno all' origine del Cholera indiano* ed e varie controversie insorte fra gli scrittori de queste malattia, considerazioni. Urbino. — Prost (P.-D.), *Traité du choléra-morbus*, contenant l'analyse critique de tout ce que les auteurs anciens et modernes ont écrit sur le choléra-morbus. Paris. — Pruys Van der Hoeven (E.), *Historische lessen over de Cholera*. Leyde. — Rochoux, Notice sur le choléra (*Archives générales de médecine*). — Sander (Geo.-Carl.-Heinr.), *Tabulæ chronologicæ hydrodomicam pestes gangeticæ dissipationem explicantes*. Accedit tabula geographica. Brunswick. — Smith, *Discours académique sur le choléra*. Paris. — Wolowski, *Documents sur le choléra-morbus*. Paris.

1833. Etoc-Demazy (F.), *Du choléra-morbus*. Le Mans. — Nagel (C.-F.), *Antiquitates choleric*. Altona. — Van Esschen, *Du choléra-morbus asiatique*. Bruxelles.

1834. Boucharlat (J.-L.), Précis historique sur le choléra (article de l'ouvrage : *Le Choléra*). Paris. — Ferrus, choléra sporadique (*Dictionnaire de médecine*, t. VII, p. 458). — Benoiston de Chateauneuf, *Rapport sur la marche et les effets du choléra-morbus dans Paris*, par la commission du département de la Seine. Paris, in-4. — Villermé, *Note sur les ravages du choléra dans les maisons garnies de Paris*, depuis le 29 mai jusqu'au 1er août 1832 (*Annales d'hygiène publique et de médecine légale*). Paris, t. XI, p. 385. — Wilde (P.-G.-B. de), *Dissertatio* continens epidemiæ choleræ asiaticæ historiam. Leyde, 1834, in-8.

1835. Buisson, *Traité raisonné sur le choléra*. Paris. — Fabre (Augustin) et Chailant (Fortuné), *Histoire du choléra-morbus asiatique*, depuis son départ des bords du Gange, en 1817, jusqu'à l'invasion du midi de la France, en 1835; accompagnée de tableaux statistiques dressés d'après des documents officiels. Marseille. — Behm (Axel Herman), *Om Cholera farsoten*. Upsal.

1836. Ferniot, *Du choléra (Thèse de Strasbourg)*. — Frizon (A.-B.), *Coup d'œil sur les diverses opinions émises concernant les causes productrices du choléra-morbus épidémique*. — Richter (G.-Aug.), Die orientalische Cholera, nach fremden und eigenen Ansichten und Erfahrungen monographisch dargestellt. Berlin.

1837. Perone (Antonio), Repertorio generale storico-analitico-terapeutico del Colera, e delle più notevoli cose che intorno a questo morbo si esposero da che Ippocrate visse fino all' anno 1836. — WIERRER (C.-Matth.), Itinerarium der indischen Cholera epidemie in chronologischen tabellen von ihrem ersten Ausbruche in Indien im Jabre 1817 bis zu ihrem jûngsten Auftreten innerhalb der Grenzen unseres deutschen Vaterlandes. Wurzbourg.

1838. MOREAU DE JONNÈS, *Notes historiques sur le choléra-morbus* et sur les principales épidémies de cette maladie, depuis 1817 jusqu'au mois d'octobre 1831. Genève, in-8. — Origine du mot choléra (extrait du *Réparateur*). Lyon.

1840. GRAVES, Essay on the progress of Asiatic Cholera (*Dublin, Journal of medical Science*, p. 355).

1844. MERRIMAN (S.-W.-J.), Some statistical Records of the progress of the Asiatic Cholera over the globe. London, in-8 de 29 pages (*Transactions of the medico-chirurgical Society*).

1847. MILROY (Gavin), The Cholera not to be arrested by quarantine; a brief historical sketch of the great epidemic of 1817, and its invasions of Europe in 1831-32 and 1847... London,

1848. LASÈGUE, *De la marche du choléra dans la Russie méridionale* (*Archives générales de médecine*, p. 114). — PAUWELS, *Traité du choléra-morbus*. Paris. — KÖNIGSFELD (G.-A.), Kurse Darstellung des Weltganges der Cholera vom August 1817 bis zum januar 1837 und der gegen dieselbe durch die Erfahrung am meisten erprobten Schutzmaassregeln. Nebst hurzem Hinblick auf ihre neuesten Wanderungen und Fortschritte... Aachen. — ENNEMOSER (J.), *Was is die Cholera?* Stuttgart. — MARTINENQ, *Choléra de Toulon* (1835). Appréciation des causes qui le rendirent si terrible, et moyens d'en atténuer les funestes effets en cas de réapparition. Toulon.—REMER (Ch.-J.-W.-P.) et NEUGEBAUER (Lud.-Ad.), *Die asiastiche Cholera*. Gorlitz. — VARLEZ, *Coup d'œil sur le choléra asiatique*. Bruxelles.

1849. Block (J.-G. de), *Over de Choleru-morbus*. Gent. — Coventry (C.-B.), Epidemic Cholera, its history, causes pathology, and treatment. Buffalo. — Agar de Bus, Théorie des causes physiques qui produisent le choléra-morbus asiatique et déterminent sa marche constante des frontières sud et sud-est de l'Indoustan et de la Chine vers le pôle nord-ouest de l'Europe, présentée à l'Académie des sciences. Issoudun. — Fourcault, Recherches sur la contagion du choléra asiatique (*Comptes rendus de l'Académie des sciences*). — Le même, Conditions géologiques et hydrographiques qui fovorisent le développement et la marche du choléra asiatique (*Gazette médicale*, p. 157, 338, 357). Paris. — Tardieu (Ambroise), *Du choléra épidémique*. Paris. — Jacquez (Pierre), Histoire du choléra, de ses causes, des moyens propres à préserver de cette maladie. *Mémoire lu à la Société d'agriculure de la Haute-Saône*, dans ses séances du 28 avril et du 26 mai 1849. Vesoul. — Knox (Alex.), Inquiry into the actual state of our knowledge of Choléra. Dublin. — Kortum, *Von der Cholera*. Rostock. — Nerollot, *Du choléra-morbus en 1845, 1846 et 1847*, avec deux cartes indiquant sa marche pendant ces trois années, suivi de l'histoire du choléra-morbus à Constantinople en 1848. Paris. — Tardieu, *Du choléra épidémique en 1849*. Paris. — Tholozan, Recherches sur quelques points d'anatomie et de physiologie pathologique (*Gazette médicale*, p. 557). — Simpson, *Observations on Asiatic Cholera*. Londres. — Bastler (Ant.), Unleitung zur Verhütung der Cholera. Leipzig, 1850, in-12.

1850. Hamernyk, Die epidemische Cholera. Prague. — Blondel, Rapport sur les épidémies de choléra de 1832 et de 1849. Paris. — Briquet et Mignot, *Traité pratique et analytique du choléra-morbus*. Paris. — Bushnan (J. Stevenson), *Cholera and its cures*. An historical sketch... London. — Mac Culloch (George) et Maclaren (A.-C.), The phenomena of pestilential Cholera in relation to the Grade of Attack and the Treatment; its Pathology origin and spread and the means of prevention. Londres. — Hamburger, Die Cholera und ihre Heilung. Breslau.

1851. Singer, *De Cholera epidemica*. Leipzig.

1852. Report of the general Board of Health on the epidemic Cholera of 1848 and 1849. Londres.

1853. Coghlan (John), Practical Observations on the history, nature and treatment of Cholera asphyxia... Dublin. — Junius (W.-M.-S.), De aziatischen Cholera. Leyde.

1854. Baly, On the cause and mode of diffusion of epidemic Cholera. Londres. — Barbosa (Antonio-Maria), Ensaio sobre a Cholera epidemica. Lisbonne. — Brefeld (Franz), Die endliche austilgung der asiatischen Cholera. Breslau. — Lebert, Vortraege über die Cholera. Erlangen. — Meyer (L.), Beitraege zur Pathologie des choleratyphoïds (*Virchow's Archir*, t. VI). — Macloughlin, Result of an Inquiry into the Invariable Existence of Premonitory diarrhœa in Cholera. Londres. — Pezzoni (A.), *Inefficacité des quarantaines contre le choléra-morbus*. Paris.

1855. Aubert-Roche, Rapport sur le choléra de l'isthme de Suez (*Journal de l'isthme*). — Bricka (T.-H), Cholera epdemien Danmark i Aaret 1853. Copenhague. — Foucart (A.), Quelques considérations pour servir à l'histoire de la suette et du choléra, et des rapports qui ont existé entre l'épidémie de 1849 et celle de 1854. — Giraud (A.), Précis historique et guérison du choléra épidémique. Paris. — Husemann, Die Contagiositaet der Cholera. Erlangen. — Jorg (Johann-Christ-Gottfr.), Die ganzliche anterdrückung der asiatischen Cholera. Leipzig. — Magnus (J.-C.), Nogle billeder af kjobenhavn under Cholera épidemien. Copenhague. — Pettenkoffer (M.), Untersuchungen und beobachtungen über die Verbreitungsart der Cholera. Munich. — Le même, Zurfräge über die Verbreitungsart der Cholera. *Ibid.*

1856. Thiersch, Infections, Versuche an Thieren. Munich. — Tigri, Del Colera morbus. Milan. — Pirondi, De la transmissibilité du choléra. Marseille.

1857. Marc d'Espine, Esquisse des invasions du choléra en Europe, rôle joué par la Suisse en particulier, et théorie de la propagation du choléra (*Archives générales de méde-cine*). — Nourse (W.-E.-C.), A short and plain History of Cholera, its causes and prevention, 16 p. London. — Longueville (P.-F.-Thomas), *Recherches sur le choléra asiatique*, Paris.

1858. Pinkerton, The spread of cholera by personal communicating as seen in the Crimean Campaign (*Edinburg medical journal*). — Ayre, On communicability of Cholera (*Lancet*).

1860. Morehead. The diseases of India. Londres, in-8. — Hirsch, Handbuch der historisch, geographischen Pathologie. Erlangen.

1861. Brochard, *Du mode de propagation du choléra.* Paris. — Cordes (É), Die Cholera in Lübeck. — Ranald-Martin, The Influence of tropical climates. Londres, in-8.

1862. *Documents statistiques et administratifs concernant l'épidémie de choléra de* 1854, comparée aux précédentes épidémies cholériques qui ont sévi en France, publiés par ordre et sous les auspices du ministre de l'agriculture, du commerce et des travaux publics. Paris, in-folio.

1865. Armand, Du choléra observé en Cochinchine. Paris.— Armieux, Répartition du choléra en France. Toulouse. — Chevreul, Vues chimiques sur le choléra (*Comptes rendus de l'Académie des sciences de Paris*). — Paccini, Sulla causa specifica del Cholera asiatico, il suo processo patologico. Florence. — Dechambre (A.), Coup d'œil historique sur la période prémonitoire du choléra (*Gazette hebdomadaire de médecine*, t. II, p. 805).— Fabre (Augustin), Étude sommaire sur l'importation du choléra. Paris. — Frémaux, Révélation sur quelques vérités utiles et pratiques sous le rapport des causes et des effets de certaines épidémies (choléra) et autres calamités. Paris. — Haeser, Lehrbuch der epidemischen Krankheiten, p. 765. Iéna. — Kiehl, Ursprung und die Verhütung der Seuchen. — Marey, Essai de théorie physiologique du choléra (*Gazette hebdo-*

madaire de médecine et de chirurgie). — Mignot, Du choléra sporadique (*Gazette hebdomadaire de médecine et de chirurgie*, p. 178, 212). — Milroy (Gavin), Sketch of the Geography of Epidemie Cholera (*British and foreign medic chirurgical Review*, t. XXXVI, p. 434). — Schneff, Le pèlerinage à la Mecque. Paris. — Worms, De la propagation épidémique du choléra. Paris.

1866. Baudrimont (A.), Recherches expérimentales et observations sur le choléra épidémique. Paris. — Beale, Microscopie researches on the Cholera (*Medical Times and Gazette*). Londres. — Bonnafont (J.-P.), Le choléra et le congrès sanitaire. Paris. — Chapman (John), Diarrhœa and Cholera; their nature, origin and treatment, through the Agency of the nerwous system. Londres. — Bucquoy, Documents pour servir à l'histoire de la transmission du choléra (*Bulletins et mémoires de la Société médicale des hôpitaux*, 2e série, tome II). Paris. Cazalas, Examen théorique et pratique de la question relative à la contagion et à la non-contagion du choléra. Paris. — Dechambre (A.), Un dernier mot sur la période prémonitoire du choléra (*Gazette hebdomadaire de médecine et de chirurgie*). — Didiot (P.-A.), étude nouvelle du choléra, historique, dynamique, prophylactique, Paris. — Didiot (P.-A) et Guès (Ch.), Choléra épidémique de 1865. Origine du choléra à Marseille, pathogénie du choléra. Marseille. — Égypte et choléra. Paris. — Erichsen (J.), Ueber die Ausbreitungsart und den gang der Cholera (*St-Petersburger med. Zeitschr* X, 6, 309). — Duvivier (E.), Fauvel (A.), Conférence sanitaire internationale. Rapport sur les questions du programme relatives à l'origine, à l'endémicité, à la transmissibilité et à la propagation du choléra. Constantinople. — Halmagrand, Le choléra est-il contagieux. Orléans. — Pacini (P.), Della natura del Colera asiatico. Florence. — Hisch (G.), Recherches sur la constitution et l'extension du contage cholérique (*St-Petersburger medicinal zeitschrift*). — Maurin (Sélim-Ernest), Analyse et synthèse de l'épidémicité cholérique. Question sociale. Origine, développement, propagation des épidémies de choléra, avec 2 cartes. Marseille. — SOLARI (L.-J.-M.), Destruction des agents propagateurs du choléra. Marseille. —SOVICHE, Note sur la cause présumée du choléra. Saint-Etienne.— Procès-verbaux de la Conférence sanitaire internationale de Constantinople.

1867. ARGMAN (Carl), Zur Cholera frage. Erfurt. — AXMANN (Carl), Die indische Cholera. Erfurt. — JENCKEN, The Cholera; its origin. Londres. — BESNIER (Jules), Recherches sur la nosographie et le traitement du choléra épidémique (*Thèse de Paris*). — DELERNE (L.-G.), Recherches sur les causes primordiales du choléra épidémique. Lyon. — FENICIA, Disertazione sul Cholera morbus.— HUETTE, Recherches sur l'importation, la transmission et la propagation du choléra en province. Montargis. — GIRETTE (J.), La civilisation et le choléra. Paris.— MACPHERSON (J.), On Cholera as carried by ships (*Medical Times and Gazette*), — NETTER (A.), De la contagion en général, et de celle du choléra en particulier. Strasbourg. — PETTENKOFER et MACPHERSON, Essai sur l'étiologie du choléra (*Bayer arztl. Internation*). — CORNEVIN (Amand-Marie-Charles-Isidore), De la nature du choléra et des grandes épidémies (*Thèse de Paris*). — GASKOIN (George), Contributions to the current literature of Cholera (*British and foreign. medico-chirurgical Review*, t. XI, p. 217. London. — LECADRE (Ad.), Le choléra-morbus épidémique au Havre et dans l'arrondissement en 1865 et 1866. Paris. — SEUX, Encore quelques mots sur la contagion du choléra épidémique. Marseille. — VERNEY. Quelques réflexions sur les quarantaines et quelques souvenirs sur le choléra. Montpellier.

1868. BRIQUET, *Rapport sur les épidémies* de choléra-morbus qui ont régné de 1817 à 1850 (Mémoires de l'Académie de médecine, t. XXVIII, p. 56). — CAZALAS, Complément à l'examen théorique et pratique de la question relative à la contagion et à la non-contagion du choléra. — FAUVEL (A.); Le choléra, étiologie et prophylaxie, origine, endémicité, transmissibilité, propagation, mesures d'hygiène, mesures de quarantaine et mesures spéciales à prendre en Orient pour prévenir de nouvelles invasions du choléra en Europe; exposé des travaux de la Conférence sanitaire internationale de Constantinople, mis en ordre et précédé d'une introduction. Paris. — GRIESINGER, *Traité des maladies infectieuses.* Trad. par Lemattre. Paris, in-8. — LAWSON, Cholera army medical department. Report for the year 1866. — LEMAIRE (Jules), Le typhus, le choléra, etc., sont-ils dus aux infusoires. Paris. — THOLOZAN, *Du choléra dans l'Inde* depuis le xvi° siècle jusqu'à la fin du xviii° (*Gazette médicale*). — VACHER, Statistique du choléra de 1865 et 1867 en Europe. Strasbourg.

1869. MADER, Sur les formes graves du choléra nostras (*Wiener medizinische Wochenschrift* n° 71). — SCOUTETTEN (H.), Histoire chronologique, topographique et étymologique du choléra. Paris.

1870. MACNAMARA (C.), Historical account of Cholera (p. 2 de *A treatise on asiatic Cholera*). London. — TACHERON (Louis-Edmond), Historique du choléra (p. 11 de *Considérations sur le choléra dit nostras.* Thèse n° 18). Paris.

1872. PETTENKOFER (Max. V.), Ueber den gegenwärtsgen Stand der Cholerafrage und über die nachsten zur weiteren Ergründung ihren ursachen (*Zeitschrift fur biologie*). Munich).

1873. BLANC (H.), Des causes et de la propagation du choléra. (*Revue des cours scientifiques*, 30 août). Paris. — CUNNINGHAM (A.), Microscopical and physiological Researches into the nature or agents producing Cholera (*Lancet*, 1 février). Londres. — MURRAY (John), On the channels through wich Cholera is communicable (*British med. journal*, p. 216). — MURRAY (J.), Remarks on M. Pettenkoffer's views on Cholera in India (*Brit. med. journal*, 1 mars). Londres. — PELLARIN (Ch.), Les déjections cholériques agents de transmission du choléra (*Comptes rendus de l'Académie des sciences*, 15 septembre). — PROUST (A.), Essai sur l'hygiène internationale, ses applications contre la peste, la fièvre jaune, le choléra asiatique. Paris. — RECKE (William, baron de), Die Cholera, die Ruhr, das Wechselfieber und die Helminthiasis auf Grundlage fünfundz Wanzigjahriger Erfahrung, alsverwandle nach einem demselben Principe zu behndelnde Krankheiten, dargestellt. Leipzig und Heidelberg.

1874. Besnier (E.), Contribution à l'étude des épidémies cholériques, 1866-1873 (*Union médicale*). Paris.— Colin (L.), Le choléra, ses foyers, influence de l'air et de l'eau sur sa propagation (*Union médicale*). Paris. — Munro, Remarks upon Malarious Fevers and Cholera (*Army med. Report for year* 1872). — Saint-Vel, De quelques analogies entre le choléra et la fièvre jaune (*Gaz. hebdom. de méd. et de chirurgie*, n° 41). — Conférence internationale à Vienne. Comptes rendus. Vienne, in-4.

1875. Blanc (H.), A fact bearing on the Etiology of Cholera (*Lancet*, t. II, p. 270). Londres. — The Cholera epidemie of 1873 in the United States. Washington. — Decaisne (E.), La théorie tellurique de la dissémination du choléra (*Annales d'hygiène et de méd. légales*, t. XLIV, p. 63). — Quissac (J.), Choléra asiatique, sa nature et son traitement (*Montpellier médical*, p. 93).

1876. Briquet, Rapport sur les travaux relatifs au choléra asiatique (*Bulletin de l'Académie de médecine*, n° 38). — Cambrelin, Discours sur la contagiosité du choléra asiatique (*Bull. de l'Académie de médecine de Belgique*).

1877. Cunningham (D.-P.) et Lévis (T.-R.), Du choléra dans ses rapports avec certains phénomènes physiques (*Practitioner*, avril). — Decaisne et Pettenkofer, Étude sur la théorie tellurique du choléra asiatique (*Bulletin de l'Académie de médecine de Paris*, p. 1242 à 1244). — Mignot, Le choléra dans le centre de la France (*Comptes rendus de l'Assoc. fr.*, 5° session, p. 703.— Spinzig (C.), Choléra ; de son apparition, de sa marche et de sa nature. Saint-Louis.

1878. Bryden (J.-L.), The Cholera. History of 1875 and 1876 illustrating how the area of Hindostan when unoccupied is re-invaded by epidemic Cholera. Reports bringing up the statistical history of the european Army in India... to 1876.

In-folio 273 à 331. Calcutta. — Fauvel, *Note sur une épidémie de choléra* observée parmi les pèlerins à leur retour de la Mecque. Paris. — Réveillé de Beauregard, Notice historique et statistique sur l'épidémie de choléra en Égypte en 1865. Marseille, in-8. — Lindwurm. Des cas de choléra observés à l'hôpital pendant l'épidémie de 1873-74, à Munich (*Annalen der stadtischen krankenkaüser zu Munich*, p. 407). — Majer (C.), Contributions à la statistique médicale publiée par la Société de statistique médicale de Stuttgardt. — Proust, Rapport au comité d'hygiène publique sur le pèlerinage de la Mecque de 1877. Paris.

1879. Cholerain India in 1879 (*Lancet*). Londres.—Cholera and Pilgrims (*Indian med. Gazette*, t. XIV). Calcutta. — Cholera in Indian. — Berichte der Cholera kommission für das Deutsche Reigh, 1873-1874. Berlin. — Deutschbein, Die Cholera epidemien im Schweinitzer kreise während der j. 1850 und 1866, nebst Bemerkungen über das Wesen und die Verbreitungsweise der Infections krankheiten überhaup, und der Cholera insbesondere (*Vierteljahrschrift für gerieht med.*, p. 69 à 87; et 1880, p. 146 à 168, p. 340 à 348). Berlin. — Grimshaw, Critical review on some Works recently made on Cholera (*Dublin, journ. of med. science*, novembre, p. 387).— Horton (J.-A.-B.), Epidemic Cholera (*Dis. tropical climate*, 2e édit., p. 302 à 398).—Krasinski (H.), Przyczynek do nosogenii cholery i dzumy (*Gazeta lezarska*). Varsovie, XXVI, p. 61 à 64.— Loch (J.-R.), Report on the outbreak of Cholera in the Bareilly Lunatic asylum in april 1878 (*Indian medical Gazette*, n° XIV, p. 95 à 98). Calcutta. — Meissner (Em.-App.), Sur le choléra infantile (*Samml. klin. Vorträge*, n° 15). — Minamioka (M.), Notes on Cholera in Japan. Tokio. — Pacini (P.), Del processo morboso del Colera asiatico del suo stadio di morte apparente e della legge matematica da cui è regolato (*Sperimentale*, p. 573 à 597). Florence.— Proust (A.), Du pèlerinage à la Mecque et de l'influence qu'il peut exercer sur la propagation du choléra en France. (*Bulletin de la Soc. de médecine publique*). Paris. — Eldridge (Stuart), The nature of the present Epidemic, is it malignant or Asiatic Cholera ? Yokohama. —

Linarès (F.), Une épidémie de choléra au Maroc en 1878. Paris.—Du Moulin (N.), Enquête à l'occasion de l'épidémie du choléra de 1866 dans la ville de Gand (*Annales de la Soc. de médecine de Gand*, p. 76 à 184). — Lawson (R.), Remarks on the Cholera epidemic of 1875 in India (*Transactions of the epidemiological Society*, p. 79 à 91). Londres. — Lewis (T.-R.), The sanitary commissioner of India on the prevaling doctrines as to the causes of Cholera in their relation to Sanitary Improvents (*Practitioner*, p. 138 à 147). Londres.— Mac Clellan (E.), On the Introduction of asiatic Cholera into the United States in 1873 (*Ibid.*, p. 92 à 112).— Wortabet (J.), A sketch of the recent Cholera Epidemie in Syria (*Transactions of the epidemiological Society*, p. 1 à 8). Londres.

1880. Cornish, The Cholera at Kankampatti (*Med. Times, and Gazette*, p. 214). Londres.— Cunningham (J.-M.), Report on the Cholera epidemic of 1879 in Northern India, with special reference to the supposed influence of the Hurdwar fair. Calcutta.—The epidemic of so called winter Cholera the present winter in Chicago (*National Bord of Healh Bulle. tin*, t. II, p. 721). Washington.—Gunning (J.-W.), De Cholera in Japan (*Nederland Tijdschrïft v. Geneeskunde*, p. 199). Amsterdam. — Laboulbène, Le choléra (*Gazette des hôpitaux*, p. 409, 417, 425). Paris. — Kazanski (E.-J.), Epidemija ostrago jeludochnokishechnago Katarra, Cholera nostrum ve voiskach, raspolojen, lagerem pode g Saratovom lietom, 1880 (*Vrach. Vaidom*, 1881). Saint-Pétersbourg. — Marston, Cholera its natural Laws and Progress (*Army medical deportment Report*, 1878). Londres. — Pearse (W.-H.), Suggestions on Epidemics and the prevention o Cholera (*Med. Press and circular*, p. 388 à 390). Londres.— Ray (R.), The dissemination of Cholera by human intercourse (*Indian medical Gazette*, p. 24). Calcutta.

1881. Beauperthuy (L.-D.), Descubrimiento hecho acerca del Colera morbus (*Union medic. Caracas*). — Colera fra i pellegrini reduci dalla Mecca ora di stazione all' accampamento quarantenario di El-Visch (*La Salute*). Gênes. — Cookson (N.), Cholera in India (*Lancet*). Londres.—Dickson

(E.-D.), Le choléra-morbus de 1881. Trad. par Stécoulis (*Journal d'hygiène*). Paris. — Mohedano (P.), El Cólera morbo esporádico y epidémico (*Andalucia med. Cordoue*, p. 183 à 188). — Murray (J.), On the influence of fairs, floods, famine and season, on the development and dissemination of Cholera (*Practitioner*, t. XXVI, p. 305 à 315). Londres.—Quinn, Du choléra infantile(*American practioner.* octobre).— Pettenkofer (M.), Ueber Cholera und deren Beziehung zur parasitären Lehre (*Aerztlichenin. Bl.*, XXVIII, p. 47 à 49). Munich.— De Renzy, Cholera in India (*Lancet*, t. II, p. 748). Londres. — Ragdliff (J.-N.), On certans appearances of Cholera in the countries lying between Europe and India, since the year 1874 (*Practitioner*, t. XXVI, p. 63 à 80). Londres. — Ripa (L.), El Colera morbo in Italia en los ânos 1855 y 1867 (*Enciclop. medico-farmacent*). Barcelone. — Simmons (D.-B.), Cholera epidemies in Japan. With a monograph on the influence of the habits and customs of races on the prevalence of Cholera (*China, imp., Customs, medical report*, XVIII). Shangaï. — Nixon, Cholera Europea (*Dublin, Journal of med. Science*, t. LXX, p. 337 à 342).

1882. Ardouin, Cholera im Hedjas (*Veröffentl. derk. deutsch. Gesundh*). Berlin. — Kulp (O.), Die Cholera im Hedjas (*Ibid.*).—Audhoui (V.), Études sur le choléra indien. Paris.— Das Auftreten der Cholera in Siam im Jahre 1881. Veröffentl. der K. deutsch. gesundht. Berlin. — Lefebvre, Rapport de la commission des épidémies sur les documents communiqués récemment par M. le ministre de l'intérieur, relativement à des épidémies de choléra en Orient (*Bull. de l'Acad. royale de méd.*, p. 115 à 132). Bruxelles. — Lownds (T.-M.), Is quarantine useful against Cholera ? (*British med. journal*, t. II, p. 918.) — Proust (A.), Sur la situation sanitaire actuelle relativement au choléra (*Bull. de l'Acad. de méd.*, p. 1114). Paris. — Le même, Du rôle du pèlerinage de la Mecque sur la propagation du choléra en Europe, et en particulier de l'épidémie cholérique de 1881 (*Revue d'hygiène*). — Rossi (E.), Il Hedjaz ; il pellegrinaggio e il Cholera (*Giornale della Soc. ital. d'igiene*,

p. 49 à 78). Milan, — WAKEFIELD, Recherches sur la nature
et la propagation du choléra asiatique (*Thèse de Paris*, 1882).

1883. FAUVEL, *Acquisitions scientifiques récentes concernant l'étiologie* et la prophylaxie du choléra (*Comptes
rendus de l'Académie des sciences*). — LE MÊME, L'épidémie
de choléra en Égypte ; son origine, les chances que l'Europe
a d'en être préservée (*Bulletin de l'Académie de médecine*).
— MAYOLLE, Réflexions sur une épidémie de choléra en Cochinchine, en 1882 (*Thèse de Paris*).

Consulter aussi :

*Recueil des travaux du Comité consultatif d'hygiène
publique de France. — Bulletin de l'Académie de médecine
de Paris. — Comptes rendus des séances de l'Académie des
sciences*, etc.

Le Choléra par A. Proust

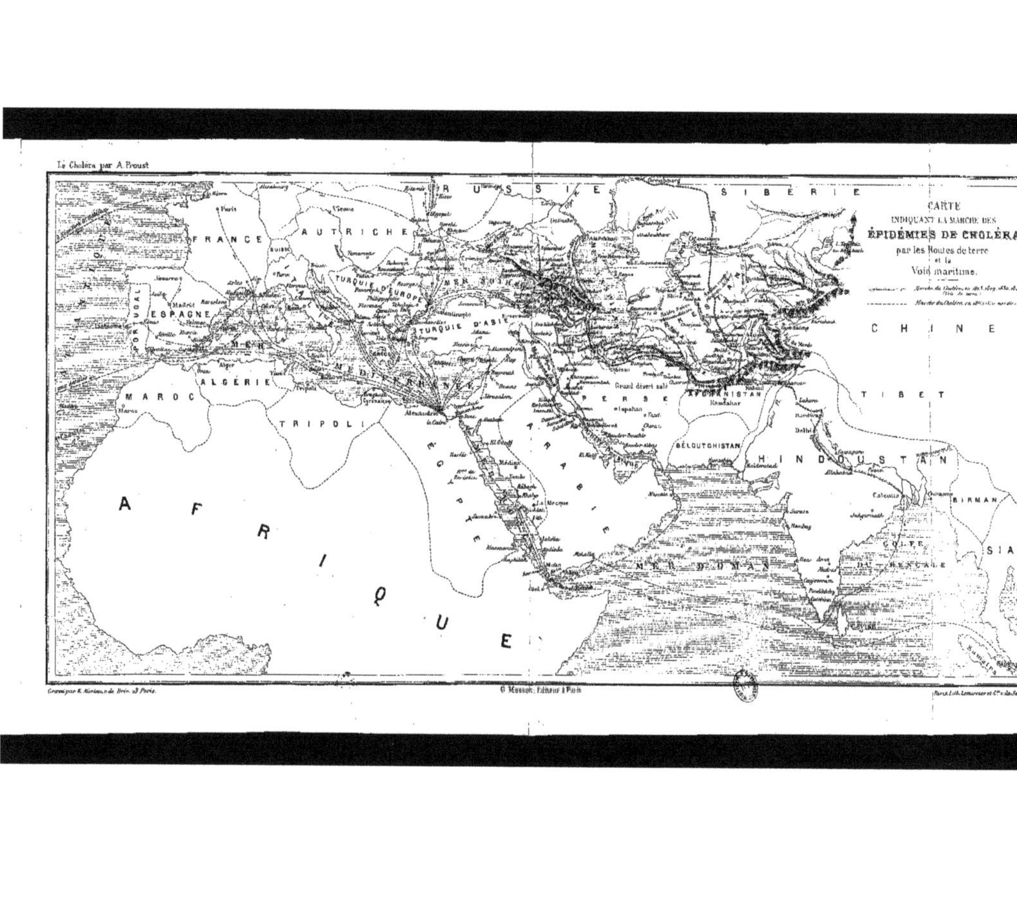
CARTE
INDIQUANT LA MARCHE DES
ÉPIDÉMIES DE CHOLÉRA
par les Routes de terre
et la
Voie maritime.

RUSSIE
SIBERIE
CHINE
TIBET
FRANCE
AUTRICHE
PORTUGAL
ESPAGNE
ALGÉRIE
MAROC
TRIPOLI
TURQUIE D'EUROPE
TURQUIE D'ASIE
MER NOIRE
PERSE
AFGHANISTAN
BÉLOUTCHISTAN
HINDOUSTAN
BIRMAN
SIAM
ARABIE
ÉGYPTE
A F R I Q U E
MER MÉDITERRANÉE
MER D'OMAN
Grand désert salé
Paris
Madrid
Alexandrie
le Caire
Kandahar
Delhi
Lahore
Calcutta
Candahar
Ispahan
Médine
Mecque

Gravé par E. Morieu, r. de Rivu. 23 Paris.
G Masson. Éditeur à Paris.
Paris. Lith. Lemercier et Cie r. de Seine.

TABLE DES MATIÈRES

CHAPITRE IV.

CHAPITRE V.

CHAPITRE VI.

CHAPITRE VII.

CHAPITRE VIII.